浙江省药学会 安全用药系列科普读物

二十四节气
"药"科普

主审　王志安

主编　赵青威　王建平　林杭娟

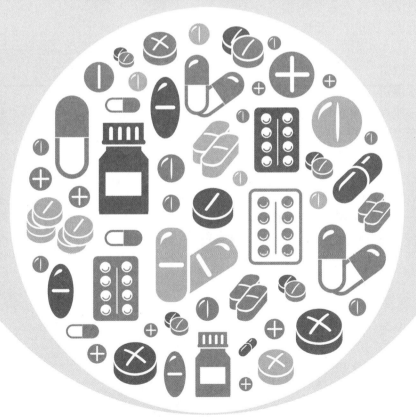

ZHEJIANG UNIVERSITY PRESS
浙江大学出版社
·杭州·

图书在版编目（CIP）数据

二十四节气"药"科普 / 赵青威，王建平，林杭娟
主编. -- 杭州：浙江大学出版社，2025. 6. -- ISBN
978-7-308-26252-1

Ⅰ. R282

中国国家版本馆CIP数据核字第20258KP775号

二十四节气"药"科普

赵青威　王建平　林杭娟　主编

责任编辑	金　蕾
文字编辑	范一敏
责任校对	蔡晓欢
封面设计	春天书装
出版发行	浙江大学出版社
	（杭州市天目山路148号　邮政编码310007）
	（网址：http://www.zjupress.com）
排　　版	杭州林智广告有限公司
印　　刷	浙江省邮电印刷股份有限公司
开　　本	787mm×1092mm　1/16
印　　张	8.5
字　　数	122千
版 印 次	2025年6月第1版　2025年6月第1次印刷
书　　号	ISBN 978-7-308-26252-1
定　　价	89.00元

《二十四节气"药"科普》

编委会

主　审：王志安

主　编：赵青威　王建平　林杭娟

副主编：蔡田恬　范　婷　陈宁刚　羊红玉　金靓燕　朱晓丽

编　委（按姓氏笔画排序）：

马　卉　浙江大学医学院附属第一医院

王小娟　浙江大学医学院附属第一医院

王建平　浙江中医药大学附属第一医院

王晓玲　浙江大学医学院附属第一医院

毛艳新　浙江大学医学院附属第一医院

方祝君　浙江大学医学院附属第一医院

孔丽敏　浙江大学医学院附属第一医院

吕育红　浙江大学医学院附属第一医院

朱轶鋆　浙江中医药大学附属第一医院

朱晓丽　浙江中医药大学附属第一医院

任晋帅　浙江大学医学院附属第一医院

羊红玉　浙江大学医学院附属第一医院

江丽芳　浙江大学医学院附属第一医院

李　敏　浙江大学医学院附属第一医院

李　琳　浙江大学医学院附属第一医院

杨　思　浙江大学医学院附属第一医院

汪怡颖　浙江大学医学院附属第一医院

张雨超　浙江中医药大学附属第一医院

陈　娜　浙江大学医学院附属第一医院

陈宁刚　宁波市中医院

陈梁芳　浙江大学医学院附属第一医院

范　婷　浙江中医药大学附属第一医院

林杭娟　宁波市中医院

竺杨彬　浙江大学医学院附属第一医院

金子妍　浙江大学医学院附属第一医院

金靓燕　杭州市西溪医院

周昱君　浙江大学医学院附属第一医院

赵丽娟　浙江大学医学院附属第一医院

赵青威　浙江大学医学院附属第一医院

钦佳怡　浙江大学医学院附属第一医院

洪　昀　浙江大学医学院附属第一医院

顾艳芝　浙江大学医学院附属第一医院

翁娅韵　浙江中医药大学附属第一医院

黄　娟　杭州市西湖区三墩镇社区卫生服务中心

曹　峥　浙江大学医学院附属第一医院

蒋志杰　浙江大学医学院附属第一医院

蔡田恬　浙江中医药大学附属第一医院

插　图： 王雨奇　浙江广播电视集团

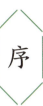

序

循天时之道　守生命之衡

　　天地如轮转，四时似梭行。两千年前，《黄帝内经》已为后人勾勒出"天人相应"的养生图谱。二十四节气不仅是古人通过观察太阳周年运动，认知一年中时令、气候、物候等方面变化规律所形成的知识体系和社会实践，是中国古代农耕文明的璀璨结晶，是中国传统历法体系及其相关实践活动的重要组成部分，更是中国人顺应自然、颐养性灵的智慧密码，承载着中华民族深厚的文化底蕴和智慧光芒，被誉为"中国的第五大发明"。

　　当立春的惊雷唤醒沉睡的蛰虫，当归、柴胡的药性在人体的经络间流转；处暑的凉风催熟漫山茱萸时，药食同源的智慧便在砂锅陶罐中氤氲升腾。古人在"清明时节雨纷纷"的吟咏中，早已将气候、物候与人体的微妙关联编织成诗。节气更替的时节，人对自然社会的适应性不断变化，饮食生活都将随之发生调整，药物的使用也有相对的讲究。本书以二十四节气为经，以合理用药为纬，凝聚浙江大学医学院附属第一医院、浙江中医药大学附属第一医院、宁波市中医院、杭州市西溪医院、杭州市西湖区三墩镇社区卫生服务中心等各级医院的医师、药师们的研究与智慧，以通俗易懂的文字为载体，始终坚持科学与传统并行、理论与实践结合，将中医的"辨证论治"和现代药理学的研究成果有机结合，发挥中西医各自的优势，帮助读者洞悉每个节气里身体的微妙变化，为读者量身定制与节气变化相契合的合理用药及养生保健的方案。

在快节奏的现代生活中，我们常追逐效率，却在不知不觉中疏离了与自然的对话。雾霾遮蔽了观星的明眸，空调模糊了四季的界限，但我们的身体依然遵循着古老的生物钟，在节气交替中呼吸。

本书并非简单的养生指南，而是一座连接古今的桥梁：既解析"春雨惊春清谷天"背后的物候规律，又阐释"银翘散配桑菊饮"中的药理奥秘；既能带您领略杜甫笔下"露从今夜白"的节气之美，又可指导现代人如何在不同的节气里找到最适宜的养生策略。

翻开这本书，您将开启一场穿越时空的医药文化之旅。节气常识如北斗指路，用药警示若晨钟暮鼓，养生药膳胜玉盘珍馐。愿此书能成为您顺应四时的罗盘，带您在传统智慧与现代科学的交汇处，寻得养生祛疾的密钥，让流淌在血脉中的文化基因，与天地节律重新共鸣。

浙江省药学会副理事长兼秘书长

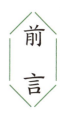

药随节气转　养生顺天时

　　中华文化，浩如烟海，博大精深，源远流长，在千百年的岁月流转中，不断传承与发展。二十四节气作为其中的璀璨明珠，不仅精准地为传统农业生产指明时间脉络，更蕴藏着中华古人深邃而独特的养生智慧。它是古人对大自然气候变化的深度洞察，是天地万物生长循环规律的生动体现。

　　春之繁花烂漫、生机勃发，夏之骄阳似火、热烈蓬勃，秋之天高气清、硕果满枝，冬之寒风料峭、银雪皑皑，四季悄然交替，对人体健康产生着潜移默化的影响。每一次节气的更迭，都是一次调养身心、修复机能的绝佳时机。若能深入领悟并巧妙把握每个节气的养生精髓，通过科学调配饮食、优化作息习惯、合理使用药物等方式，借节气之力促进健康，不仅能有效增强身体免疫力，抵御疾病侵袭，更能切实提升身体素质，实现"治未病"的理想的健康状态。

　　本书，正是在这样的理念驱动下应运而生。我们期望以通俗易懂的语言，将传统的中医药文化与现代医学深度融合，助力读者更好地顺应四季变迁，追求"天人合一"的健康之境。

　　在本书中，我们深度剖析了节气与人体健康之间盘根错节的内在联系，为每一个节气量身定制了切实可行的养生方案。同时，紧密结合现代医学的前沿研究成果，依据不同节气的特性，给出科学合理的用药指导。

无论是春阳初升时的阳气调养，夏日暑热下的防暑降温，秋燥时节的滋阴润燥，还是冬日湿寒中的保暖防寒，书中均有细致入微、科学严谨的建议。我们力求以平实易懂的文字，帮助读者在不同的季节里轻松找到契合自身的养生之道。

实用性与可操作性，是本书的核心亮点。我们摒弃晦涩高深的理论堆砌，专注于将养生理论转化为日常生活中的实用技巧，让健康不再遥不可及，而是成为触手可及的生活日常的一部分。

我们满怀期待，希望读者通过阅读本书，不仅能在节气变换时做出更为科学合理的药物选择，更能显著提升自我健康管理的意识与能力，尽情领略四季更迭带来的美好馈赠。

愿本书成为您生活中不可或缺的健康伙伴，为您提供一份实用且权威的合理用药指南。让我们以本书为起点，携手共进，踏上人与自然和谐共生、身心协调发展的健康征程。

《二十四节气"药"科普》编者团队

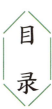

目录

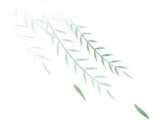

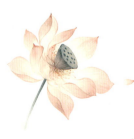

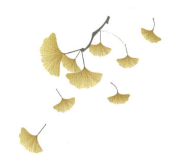

爆竹声中一岁除，春风送暖入屠苏
——新年将至，警惕"春节病"来拜年

> 立春，正月节。立，建始也，五行之气，往者过，来者续，于此而春木之气始至，故谓之立也，立夏秋冬同。
>
> ——《月令七十二候集解》

> 春日春盘细生菜，忽忆两京梅发时。
>
> 盘出高门行白玉，菜传纤手送青丝。
>
> 巫峡寒江那对眼，杜陵远客不胜悲。
>
> 此身未知归定处，呼儿觅纸一题诗。
>
> ——唐·杜甫《立春》

春节将至，聚餐成为我们生活中必不可少的一部分。然而，饮食结构、规律和习惯的突然改变可能会引起急性胃肠炎、消化性溃疡和消化不良等消化道"春节病"。

❶ 急性胃肠炎

吃了不干净、过夜、冰冷或刺激性的食物后出现恶心、呕吐、腹痛和腹泻等症状，甚至出现发热、脱水，这些都是急性胃肠炎的症状，以下是常用的治疗药物。

急性胃肠炎常用的治疗药物

药物名称	使用剂量	注意事项
口服补液盐Ⅲ	50mL/kg，4～6小时喝完	新生儿禁用

续表

药物名称	使用剂量	注意事项
双歧杆菌	2～4粒/次，2次/天，饭后半小时服用	与抑酸药、抗生素、铋剂分开服用
嗜酸乳杆菌	0.5～1g/次，3次/天	
蒙脱石散	3g/次，3次/天	便秘时停止使用
洛哌丁胺	起始剂量4mg/次（成人），2mg/次（儿童），日剂量不超过16mg	2岁以下儿童禁用，6岁以下儿童不推荐使用
铝碳酸镁	咀嚼后服用，0.5～1g/次，3次/天，餐后1～2小时、睡前或胃部不适时服用	严重肾功能不全者禁用；低磷血症者禁用
替普瑞酮	50mg/次，3次/天，饭后服用	肝功能不全者禁用

② 消化性溃疡

在长期吸烟、过量饮酒、高盐/高油饮食后腹部出现一阵阵的疼痛，并且疼痛部位在中上腹部，这些是消化道溃疡的症状。以下是常用的治疗药物。注意：长期服用如阿司匹林、对乙酰氨基酚、布洛芬、塞来昔布等药物时，建议饮食清淡。

消化性溃疡常用的治疗药物

药物名称	使用剂量	注意事项
铝碳酸镁	咀嚼后服用，0.5～1g/次，3次/天，餐后1～2小时、睡前或胃部不适时服用	严重肾功能不全者禁用；低磷血症者禁用
替普瑞酮	50mg/次，3次/天，饭后服用	肝功能不全者禁用
奥美拉唑	20～40mg/天，早晚餐前各服1次，胃溃疡疗程为4～8周	肝功能不全者10～20mg/天；避免与氯吡格雷合用
泮托拉唑	40mg/天，早餐前服用，胃溃疡的疗程为4～8周	哺乳期及妊娠3个月内的妇女禁用
西咪替丁	0.8g/天，2～4次/天，睡前或者餐后服用	肾功能不全者减量（0.2g/次，1次/12小时）；妊娠和哺乳期妇女禁用；16岁以下患者禁用

❸ 消化不良

不规律用餐或一次性摄入大量的食物引起上腹部疼痛和灼烧感，吃少量的食物后感到饱腹、恶心等，或发生呕吐，这些是消化不良的症状。以下是常用的治疗药物。

消化不良常用的治疗药物

药物名称	使用剂量	注意事项
多潘立酮	10mg/次，3次/天，饭前15～30分钟服用	中度肝功能不全者禁用；禁止与酮康唑或其他CYP3A4代谢药物合用
莫沙必利	5mg/次，3次/天，饭前服用	严重肝功能障碍、黄疸者禁用，老年人减少用量（7.5mg/天）
曲美布汀	0.1～0.2g/次，3次/天，饭前饭后均可服用	老年人减量使用，出现不良反应时立即停药
复方消化酶	1～2粒/次，3次/天，饭后服用	急性肝炎及胆道完全闭锁患者禁用

注：上述药物需要在医师和药师的指导下使用，不可擅自调整剂量。

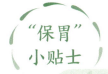

"保胃"
小贴士

　　1.健康饮食：注意饮食结构，饮食要以谷物为主，粗细搭配，避免高油/高盐、辛辣、油腻的不良饮食，同时多吃蔬菜和水果等。建议饮酒要适量，避免空腹饮酒。饮酒前摄入奶制品有利于保护胃黏膜。

　　2.适度运动：保持适度的身体活动有助于促进正常的肠道蠕动，预防消化不良和便秘。

　　3.合理用药：服药需遵循医嘱，避免自主用药，近期服药的患者尽量避免饮酒。

　　4.规律作息：养成规律的作息习惯，有助于维持身体的生理节奏，包括肠道的正常功能。

立春节气养生药膳

在饮食调养时要考虑到春季有阳气开始生发的特点，在五脏与五味的关系中，酸味入肝，具收敛之性，不利于阳气的生发和肝气的疏泄。此时，应少食刺激性及不容易消化的食物，并减少酸味收涩食物的摄入量，适合多吃一些具有辛甘发散性质的食物。要选择一些柔肝养肝、疏肝理气的食品，如辛温发散的大枣、豆豉、葱、香菜、韭菜、花生等。

养生粥——枸杞粥

原料： 枸杞 15～20g，糯米 50g，白砂糖适量。

制作： 先将枸杞除去杂质并洗净，与糯米一同放入砂锅内，加水 500mL 左右，用文火熬煮至米粒开花。汤稠有油时即停火，焖 5 分钟后，再放入白砂糖搅匀即可。

功效： 补血明目、滋阴益肾。

适宜体质： 平和质、阴虚质。

养生粥——薏仁粥

原料： 薏苡仁 30～60g，陈粳米 50～100g。

制作： 先将生薏苡仁洗净晒干，碾成细粉，每次取 30g，与陈粳米一同放入砂锅，加水煮成稀粥。

功效： 健脾胃、利水湿、抗癌肿。

适宜体质： 平和质、气虚质、痰湿质、湿热质。

养生茶——杞菊茶

原料： 枸杞、菊花。

制作： 将枸杞、菊花洗净后加滚水冲泡 10 分钟后即可饮用。

功效： 清肝明目。

适宜体质： 平和质、气郁质、阴虚质、瘀血质。

立春渐渐暖，雨水送肥忙
——乍暖还寒，防护当行

> 雨水，正月中。天一生水，春始属木，然生木者，必水也，故立春后继之雨水。且东风既解冻，则散而为雨矣。
>
> ——《月令七十二候集解》

好雨知时节，当春乃发生。

随风潜入夜，润物细无声。

野径云俱黑，江船火独明。

晓看红湿处，花重锦官城。

——唐·杜甫《春夜喜雨》

雨水是二十四节气中的第二个节气，气温逐渐回暖，标志着冬天的终结和春天的到来。雨水节气期间，寒潮多见，且寒中带湿，不仅要适当"春捂"，预防倒春寒，还要健脾养胃，防流感。此时又恰逢开学季，流感防护正当时。

❶ 什么是流行性感冒？

流行性感冒又称流感，是流感病毒引起的急性呼吸性疾病，属于丙类传染病，具有传染性强、传播速度快等特点，多见于我国的冬春季节。临床表现为高热、头痛、乏力、咳嗽和全身酸痛等。

❷ 治疗药物

根据《成人流行性感冒诊疗规范急诊专家共识（2022版）》《流行性感

冒诊疗方案（2025 年版）》《成人流行性感冒抗病毒治疗专家共识》，现有 3 类小分子药物可用于流感病毒的预防和治疗，如下所示。

抗流感药物的分类

药物类别	药物名称	作用机制	适用的流感类型	适用人群	治疗
神经氨酸酶抑制剂	奥司他韦（胶囊/颗粒）	选择性抑制病毒包膜上神经氨酸酶的活性	甲型流感为主	成人及年龄 ≥1 岁的儿童	对于成人和 13 岁以上青少年，推荐 75mg/次，2 次/天，共 5 天；1 岁以上儿童需按照体重一剂量表服用（症状出现的 36 小时内服用最佳）
	扎那米韦（吸入剂）		甲型流感、乙型流感；甲型流感的疗效优于乙型流感	成人及 7 岁以上的儿童	两吸（2×5mg）/次，2 次/天，治疗不应晚于感染初始症状出现后 48 小时
	帕拉米韦（注射液）		甲型流感、乙型流感	成人及儿童，新生儿慎用	成人 300mg，单次静脉滴注，5 天连续重复给药；儿童每次 10mg/kg，不超过 5 天
RNA 聚合酶抑制剂	玛巴洛沙韦（片剂/干混悬剂）	抑制病毒 RNA 聚合酶复合物中 PA 的核酸内切酶活性	单纯性甲型流感和乙型流感以及存在流感并发症高风险的患者	片剂适用于 ≥5 岁儿童及成人，干混悬剂适用于 5～12 岁儿童，均为单剂次口服	体重大于 80kg 者，单次口服 80mg；体重在 40～80kg 者，单次口服 40mg
	法维拉韦（片剂）	抑制流感病毒 RNA 聚合酶复合物中的 PB1	新型或再次流行的流感（仅限于其他抗流感病毒治疗无效或效果不佳时使用）	成人	空腹服用，第 1 天服用 1600mg/次，2 次/天；第 2 天到第 5 天，600mg/次，2 次/天
血凝素抑制剂	阿比多尔（片剂）	靶向血凝素	甲型、乙型流感病毒等引起的上呼吸道感染	成人及 2 岁以上的儿童	成人 200mg/次，3 次/天，服用 5 天

注：上述药物需要在医师和药师的指导下使用。

❸ 抗流感病毒药物的治疗时机

（1）发病 48 小时内进行抗病毒治疗可减少并发症、降低病死率、缩短住院时间；发病时间超过 48 小时的重症患者依然可从抗病毒治疗中获益。非重症且无重症流感高危因素的患者，应当充分评价风险和收益，考虑是否给予抗病毒治疗。

（2）对于急诊非重症流感患者，在病原学确诊后应及时给予抗病毒治疗。普通型流感（非妊娠女性）、无重症高危因素者，需充分评估抗病毒治疗的风险和收益。急诊重症及危重症流感患者应在发病 48 小时内启动抗病毒治疗，无须等待病原学的确诊结果。对于发病超过 48 小时的急诊重症及危重症患者，仍需予以抗病毒治疗。

❹ 与流感类似的疾病

春季是普通感冒和过敏性鼻炎的高发期。普通感冒、流行性感冒和过敏性鼻炎这三种疾病均有"喷嚏不停、鼻涕不停"的症状，因此常会被人误解。不少人会将流感误以为是普通感冒而选择自行吃药，导致延误流感的治疗时机。以下为这三种疾病的总结，如果出现疑似流感的症状，应及时就医诊治。

普通感冒、流行性感冒和过敏性鼻炎的区别

症状和体征	普通感冒	流行性感冒	过敏性鼻炎
症状发作	渐进	突然发生	突然发生
发热	低热	高热	从不
打喷嚏	常见	有时	常见
鼻塞	常见	有时	常见
咽痛	常见	有时	偶尔
胸部不适	常见	常见	从不
疼痛	较轻	较重	从不

续表

症状和体征	普通感冒	流行性感冒	过敏性鼻炎
畏寒	不常见	常见	从不
乏力	常见	较常见	偶尔

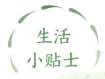

生活小贴士

1.老人、儿童及体弱多病者建议多"捂一捂"，做到下厚上薄，适时增减衣物。

2.健脾养胃，可适当食用具有健脾利湿功能的食物（红枣、山药等），补脾益气。

3.预防流感病毒的小妙招：尽量减少去封闭性的、空气不流通的场所；外出时请佩戴好口罩；避免与呼吸道患者密切接触；保持手卫生，切莫随地吐痰和打喷嚏；加强运动；尽快接种流感疫苗。

4.接种疫苗是目前最有效的预防措施，可降低感染率及严重并发症发生的风险。我国推荐 6 月龄以上且符合接种适应证的人群接种流感疫苗。

雨水节气养生药膳

雨水节气之后，气温缓慢回升，地湿之气渐升，降水形式上雨渐多、雪渐少。因此，除了疏肝理气、助阳气生发之外，日常饮食还应适当选用行气化湿、健脾开胃之品。

养生茶——二花竹叶饮

原料：炒麦芽 6g，淡竹叶 6g，玫瑰花 3g，菊花 3g。

制作：开水冲泡代茶饮。

功效：疏肝理气，健脾祛湿。

适应人群：平和质、湿热质

养生菜——春笋炒肉丝

原料：枸杞 5g，春笋 200g，猪瘦肉 100g，花生油、料酒、白糖、酱油、食盐、味精、麻油适量。

制作：将猪瘦肉、春笋洗净并切成丝，将炒锅置于火上，放入花生油烧热，将肉丝、笋丝同时下锅炒，下料酒、白糖、酱油、食盐、味精，翻炒均匀，微沸后淋入麻油，最后加入枸杞即成。

功效：健脾开胃。

适应人群：平和质、痰湿质、湿热质。

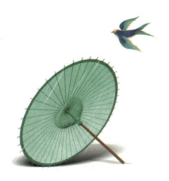

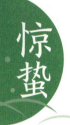

惊蛰

春雷动，百虫惊，万物苏
——这份踏春必备小锦囊请收藏

> 惊蛰，二月节，万物出乎震，震为雷，故曰惊蛰。是蛰虫惊而出走矣。
>
> ——《月令七十二候集解》

轩窗四面开，风送海云来。
一阵催花雨，数声惊蛰雷。
蜗涎明石凳，蚁阵绕山台。
此际衣偏湿，熏笼著麝煤。
——宋·陈允平《山房》

"惊蛰节到闻雷声，震醒蛰伏越冬虫。"在这踏春出游的好时节，各类"毒虫"蠢蠢欲动，虫咬皮炎进入高发期。户外活动中，若不慎被毒虫蜇伤，就可发生不同程度的皮肤炎症，即虫咬皮炎。轻者仅有局部皮肤的症状，严重者亦可有寒战、高热等全身症状，甚至危及生命。因此，踏青春游的小伙伴们，首先应做好个人防护，万一发生虫咬皮炎，要做到科学应对，有备无患。

❶ 什么是虫咬皮炎？

虫咬皮炎，也被称为丘疹性荨麻疹，是昆虫叮咬人类皮肤后引起的一种过敏反应。其常见于婴幼儿及儿童，也可见于成人。由于昆虫种类的不同和机体反应性的差异，可引起叮咬处不同的皮肤反应。昆虫叮咬时注入皮肤的唾液可能是过敏原。常见的昆虫有跳蚤、虱子、螨虫、蚊虫、臭虫等。

② **虫咬皮炎的临床表现是什么？**

因昆虫种类的不同和个体对叮咬反应的不同，临床表现也各有差异，以风团样丘疹及水疱常见，好发于腰部、臀部和四肢伸面。

③ **如何预防虫咬皮炎？**

（1）外出时穿浅色的长袖衣、长裤，喷涂驱虫药水。

（2）注意个人及环境卫生。勤洗澡，勤换衣物，常洗、常晒衣服、被褥，避免积聚尘螨；为宠物驱虫、洗澡，清除其身上寄生的跳蚤和螨虫等。

④ **不慎遇"虫咬"，该如何处理？**

不慎被毒虫蜇伤后，也不必慌张。首先应检查伤处，若皮内有毒刺，应先将毒刺拔除。蜜蜂、蚂蚁、蝎子、蜘蛛的毒素是酸性的，可用小苏打水或肥皂水冲洗蜇伤处；蜈蚣和马蜂的毒素是碱性的，可用食醋涂洗局部。不应抓挠皮炎处，也不要对皮炎处进行热敷。

⑤ **居家用药，该注意什么？**

（1）如果程度较轻，比如只有几个散在的小皮疹，瘙痒也不是特别厉害，可以不用处理或者外用止痒药物（如炉甘石洗剂）。

炉甘石洗剂：局部外用，用时摇匀，取适量涂于患处，一天2～3次，避免接触眼睛和其他的黏膜（如口、鼻等处的黏膜），不宜用于有破溃或渗出液的皮肤。

（2）如果是比较严重的皮炎，甚至伴有关节肿痛、恶心、呕吐、发热等症状，必须及时就医，在医生的指导下使用糖皮质激素药膏（如糠酸莫米松、丙酸氟替卡松、丁酸氢化可的松等）和/或口服抗组胺药（如西替利嗪、氯雷他定等）。具体如下所示。

糖皮质激素药膏（乳膏剂／外用）的列举

药品名称	用法、用量	注意事项
地塞米松	成人剂量为 1～2 次/天	患处已破溃、化脓或有明显渗出者（如有疱疹、水痘）禁用；孕妇、哺乳期妇女慎用；小儿避免使用
糠酸莫米松	成人剂量为 1 次/天	皮肤破损者禁用；孕妇及哺乳期妇女慎用；婴幼儿、儿童和皮肤萎缩的老年人，对本品更敏感，故使用时应谨慎
丁酸氢化可的松	成人剂量为 2 次/天	有麻疹、水痘、化脓性皮肤病及皮肤损伤者禁用；孕妇及哺乳期妇女慎用；儿童尽可能减少用量
丙酸氟替卡松	成人、老年人及 1 岁及以上的儿童的剂量为 1～2 次/天，共 4 周，直到皮损有改善	患处已破溃、化脓或有明显渗出者（如有疱疹、水痘）禁用

注：外用糖皮质激素药膏避免接触眼睛和其他的黏膜（如口、鼻等处的黏膜）；长期使用可致皮肤萎缩、毛细血管扩张、色素沉着以及继发感染；不宜大面积、长期使用。

抗组胺药（口服）的列举

药品名称	用法、用量	注意事项
西替利嗪	● 成人及 6 岁以上的儿童（片剂）：10mg/天，若对不良反应敏感，可每日早晚各 1 次，每次 5mg ● 2～6 岁儿童（滴剂）：早上和晚上各服用 0.25mL，或 0.5mL，1 次/天 ● 1～2 岁儿童（滴剂）：早上和晚上各服用 0.25mL ● 肾功能不全的患者：成年或老年患者每日口服 1 次，0.5mL/次；6 岁以上儿童早上和晚上各服用 0.25mL，或 0.5mL，1 次/天；1～6 岁儿童服用 0.25mL，1 次/天	孕期及哺乳期妇女禁用；1 岁以下的儿童慎用；本品慎与镇静药（安眠药）合用；常见的不良反应有嗜睡、头晕、头痛；在驾车及操纵有危险的机器时谨慎服用
氯雷他定	● 成人及 12 岁以上的儿童（片剂）：1 次/天，每次 10mg ● 2～12 岁儿童（糖浆剂）：体重＞30kg，1 次/天，1 次 10mL；体重≤30kg，1 次/天，1 次 5mL	妊娠期及哺乳期妇女慎用；常见的不良反应有乏力、头痛、嗜睡、口干、胃肠道不适（如恶心、胃炎）以及皮疹等

（3）虫咬皮炎若出现水疱、大疱、破溃、渗出等，不宜直接使用含糖皮质激素的药膏，可用硼酸洗液局部湿敷，以减少水疱形成，起到拔干的作用。

硼酸洗液：可用于急性湿疹和急性皮炎伴大量渗液时湿敷，禁止内服，不宜用于大面积创伤及连续灌洗；孕妇慎用，哺乳期妇女应避免授乳；儿童慎用。

（4）继发感染者：症状严重及有全身明显症状者应及时就医。

（5）辨证施治：根据虫咬皮炎的不同证型，采用不同的中药方剂进行治疗。热毒证可选用清热解毒的中药方剂，风毒证则可选用祛风解毒的中药方剂。具体可前往正规的医疗机构咨询就医。

药师提醒：患有过敏病史的人或被咬后若出现全身性瘙痒、荨麻疹、脸部燥红肿胀、呼吸困难、胸痛、心跳加快等症状，须尽快到最近的医院就医。

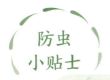
防虫小贴士

为防患于未然，踏春出游时，应尽量避免在草地或树林密集的地方长时间坐卧，并提前做好防护措施，避免皮肤大面积暴露在外，尽量穿长袖、长裤，着浅色衣物，也可喷洒驱蚊水等进行预防。此外，带宠物到户外活动后，还要检查宠物的身上有没有携带蜱虫等，避免将其带回家里！

惊蛰节气养生药膳

惊蛰的饮食原则是省酸增甘，保阴潜阳，多吃性温味甘的食物，也可以适当选用补品，以提高人体的免疫力，还可以适当食用一些具有补益正气作用的药膳粥来增强体质。

养生汤——猪心枣仁汤

原料： 猪心 1 个，酸枣仁 15g，茯神 15g，远志 5g，味精、精盐适量。

制作： 先将猪心剖开，洗干净；将茯神、酸枣仁、远志用细纱布袋装好，扎紧袋口，与猪心一同放入砂锅；加适量的清水，先用武火烧沸，撇去浮沫，后改为文火慢炖，至猪心熟透后，加少许精盐，调味即成。

功效： 补血养心，益肝宁神。

适宜体质： 平和质、气虚质、阴虚质、气郁质。

养生粥——木耳粥

原料： 白木耳 5～10g，大枣 3～5 枚，糯米 50g，冰糖适量。

制作： 先将白木耳用清水浸泡 3～4 小时。将糯米与大枣一同放入砂锅中煮粥，待沸腾数分钟后，再加入白木耳、冰糖，文火熬至汤汁浓稠即成。

功效： 滋阴润肺，补脑强心。

适宜体质： 平和质、阴虚质、特禀质。

养生菜——葱豉豆腐汤

原料： 葱尖、豆豉、豆腐。

制作： 将豆腐洗净，切成小块，放入淡盐水中浸泡 10～15 分钟，这样可以使豆腐在煮制过程中不易破碎，且能增加豆腐的底味。将葱尖洗净，切成小段备用。锅中倒入适量的食用油，油热后放入豆腐块，小火慢煎，煎至豆腐两面金黄。加入豆豉，稍微翻炒几下，让豆豉的香味散发出来。锅中加入适量的清水，大火烧开后转小火煮 10～15 分钟，使豆腐和豆豉的味道充分融入汤中。最后，放入葱尖段，再煮 1～2 分钟，加入适量的盐调味即可。

功效： 益气和中，健脾利尿。

适宜体质： 平和质、阳虚质、气郁质。

仲春初四日，春色正中分，别有忧思上心头

> 春分，二月中。分者，半也。此当九十日之半，故谓之分。
>
> ——《月令七十二候集解》

雪入春分省见稀，半开桃李不胜威。

应惭落地梅花识，却作漫天柳絮飞。

不分东君专节物，故将新巧发阴机。

从今造物尤难料，更暖须留御腊衣。

——宋·苏轼《癸丑春分后雪》

春季，精神疾病容易复发。春天气候多变，会影响人们固有的生理功能，一些疾病容易在这个季节出现病情反复的情况。精神病患者对环境的变化高度敏感，易造成病情反复、加重或恶化。据统计，每年3—5月精神疾病的复发率占全年的70%以上。

❶ 为何精神疾病在春天容易波动？

这可以分为生理因素和心理因素。从西医的角度来看，春季气候多变，气温波动较大，人的免疫力下降，生理功能受到影响，神经内分泌功能紊乱，容易出现精神症状的波动。另外，一年之计在于春，新的一年里，每个人都会有新的计划，很多人在这个时候给自己制定一整年的工作目标、生活目标。这个时候，有些人会焦虑、不安，从而造成心理负担过重，甚至导致精神疾病复发，比如抑郁症。

② 抑郁症患者服药的注意事项

抑郁症患者大多需要长期服药来稳定病情，有些患者感觉当下的病情好转就自行调整用药或者停药，这些都会导致病情的反复，不利于疾病的恢复。这里也提供一些服药中需要注意的问题。常用的抗抑郁药的分类如下所示。

常用的抗抑郁药的分类

药物类别	药物名称
SSRIs（选择性 5-羟色胺再摄取抑制剂）	氟西汀、帕罗西汀、舍曲林、氟伏沙明、西酞普兰
SNRIs（5-羟色胺和去甲肾上腺素再摄取抑制剂）	文拉法辛、度洛西汀
NaSSA（去甲肾上腺素能和特异性 5-羟色胺能抗抑郁药）	米氮平
SARIs（5-羟色胺拮抗剂和再吸收抑制剂）	曲唑酮、奈法唑酮

对于正在进行药物治疗的抑郁症患者，要遵从医嘱，足剂量、足疗程、按时服药，定期复诊。若需调整药物，应在医生或者药师的指导下进行，切记不可自行停药或不规律服药。

大多数的抗抑郁药可能发生撤药综合征。撤药综合征与使用药物的时间长短、撤药速度、药物本身的半衰期密切相关。建议采取缓慢的阶梯式减药过程，时间在 4 周左右。药物半衰期较短时，更要遵守这个规则。在常用的抗抑郁药中，氟西汀的撤药反应最少见；帕罗西汀的急性撤药反应最常见，高于舍曲林、西酞普兰或艾司西酞普兰；文拉法辛的撤药反应比度洛西汀更为常见。

老年患者服用抗抑郁药时需要注意药物的相互作用。因为老年患者在很多的情况下都伴有其他的基础疾病，往往同时服用多种药物，选择抗抑郁药时应充分考虑药物相互作用的风险。首先推荐抗胆碱能及心血管系统不良反应轻微的选择性 5-羟色胺再摄取抑制剂、5-羟色胺和去甲肾上腺素再摄取抑制剂、特异性 5-羟色胺能抗抑郁剂、5-羟色胺拮抗剂和再吸收抑制剂等，剂量应个体化调整，初始剂量可以适当减少，缓慢增量。选择性 5-羟色胺再摄取抑制剂与华法林或其他的抗血小板药物合用时，需要密切关注，如果患者服用华法林，建议使用西酞普兰或艾司西酞普兰进行抗抑郁治疗。

　　抗抑郁药一般在 2 周左右开始起效，治疗 6～8 周后症状仍然改善不明显时，可换用另一类抗精神病药或联合用药。一般不推荐 2 种以上抗抑郁药联用。伴有严重失眠的焦虑、抑郁、躯体化的患者的治疗初期，或足量、足疗程、单一抗抑郁药治疗的疗效不佳时，可考虑联用不同机制的药物或增效剂。

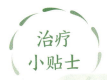

治疗
小贴士

　　抑郁症患者除了药物治疗以外，适当的心理治疗和生活方式的调整也会对疾病的康复起到积极的作用。

　　1.寻求专业的心理医生的帮助。合理的药物治疗搭配心理治疗，对许多抑郁症患者来说，会起到事半功倍的效果。

　　2.调整对疾病预后的期望值。每个人的情况不一样，疾病的严重程度也不一样，所以要理性地对待疾病。能够痊愈，固然是最好的，但是在治疗不理想的情况下也不要失去信心，调整预期，每天都有进步，就是胜利。

　　3.调整生活方式。作息规律、适当运动、自我调节心情都对病情康复有帮助。

春分节气养生药膳

　　由于春分节气平分了昼夜，我们在养生保健时应注意保持人体的阴阳平衡的状态。平衡保健理论研究认为，在一年不同的时节，根据不同的节气特点，选择不同的养生方式，将人体的精气神皆内守于五脏，使五脏安舒，气血调和，有益于我们的健康。

养生汤——鲍鱼龙眼麦冬汤

原料: 鲜鲍鱼 250g,龙眼肉 30g,麦冬 30g,甘蔗 250g,瘦肉汤,食盐适量。

制作: 先把鲍鱼洗净,放入龙眼肉、麦冬、切片的甘蔗,加入瘦肉汤、适量食盐,隔水小火炖 1 小时即可。

功效: 鲍鱼能滋阴益肾、平肝潜阳、镇静安神;麦冬养阴润肺;龙眼肉补益心脾、养血安神;甘蔗生津润燥、清热利尿。此汤对于五脏体虚、劳热咳嗽、心烦失眠、头晕目眩者均宜。

适宜体质: 阴虚质、气虚质。

养生粥——山药莲子粥

原料: 淮山药 30g,莲子 35g,薏苡仁 30g,冰糖适量。

制作: 将莲子去皮去芯,与淮山药、薏苡仁一起洗干净,放入砂罐中,加适量的清水,用文火煮至熟烂后,放入冰糖即成。

功效: 益气健脾,除湿止带。

适宜体质: 平和质、气虚质、痰湿质、湿热质。

养生菜——杜仲腰花

原料: 杜仲 12g,猪肾 250g,葱、姜、蒜、花椒、醋、酱油、绍酒、干淀粉、盐、白砂糖、植物油、味精适量。

制作: 杜仲清水煎浓汁 50mL,加淀粉、绍酒、味精、酱油、盐、白砂糖,兑成芡汁,分为三份备用。将猪肾片去腰臊筋膜,切成腰花,浸入一份芡汁内,将葱、姜、蒜洗净切段、片待用。炒锅大火烧热,倒入植物油烧至八成熟,放入花椒,待香味出来,投入腰花、葱、姜、蒜快速炒散,加入芡汁,继续翻炒几分钟,加入另一份芡汁和醋翻炒均匀,起锅即成。

功效: 壮筋骨,降血压。

适宜体质: 平和质、阳虚质、气虚质。

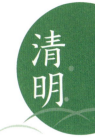

清明时节雨纷纷，阿嚏阿嚏惹人忧
——花粉季来袭，孕妈妈遇上过敏性鼻炎，怎么办？

> 清明，三月节。万物齐乎巽，物至此时皆以洁齐而清明矣。
>
> ——《月令七十二候集解》

清明时节雨纷纷，路上行人欲断魂。

借问酒家何处有，牧童遥指杏花村。

——唐·杜牧《清明》

清明，既是春季的第五个节气，又是中国的传统节日。清明节气，天朗气清，春耕时宜；清明节日，扫墓祭祖，踏青郊游。但"春日百般好，唯有柳絮烦"。漫天飞舞的柳絮，让易过敏的人头皮发麻，不由自主地想打喷嚏。春天是过敏性鼻炎的高发期，本就有过敏性鼻炎的女性怀孕了，该如何应对？

❶ 治疗过敏性鼻炎的基础——避免接触过敏原

通俗地说，过敏是指在某些情况下某些人的身体对正常的体外物质所产生的不正常的免疫反应。这些正常的体外物质可能包含食物（如海鲜、牛羊肉等）、皮肤接触的东西（如化妆品、衣服布料等）、通过呼吸吸入的东西（如花粉等）。因此，对于任何一种过敏性疾病，预防重于治疗。生活里常见的过敏物质有花粉、尘螨、霉菌、动物的皮屑等。春天，百花盛开，花粉的吸入和空气中灰尘的增加，都是引起过敏性鼻炎高发的重要因素。因此，出门佩戴口罩，对沙发、靠枕、床品等勤清洗，是预防过敏的有效办法。

常见的过敏原分为食物性过敏原和吸入性过敏原。

● 食物性过敏原有大豆、鱼虾、蟹、酒精、艾蒿、花生、牛奶、芒果等。

● 吸入性过敏原有涂料/油漆、橡胶、香水、霉菌、柳絮、榆（杨）树、花粉、尘螨、屋尘、真菌、动物皮屑、羽绒等。

② 非药物干预治疗

对于妊娠期女性来说，首先应考虑非药物治疗。鼻腔冲洗是一种改善过敏性鼻炎的非药物的方法，安全、便捷、便宜，可以使用冲洗球、喷雾瓶进行操作，可以清洗掉鼻腔中过多的分泌物和过敏原，同时保持鼻腔的湿润，促进鼻黏膜内纤维的摆动，维持鼻腔的防御功能。鼻腔冲洗的方式可每天使用，或仅在出现间歇性症状时按需使用。非药物手段可缓解轻度的过敏症状，但无法达到治疗的效果。对于症状严重的妊娠期女性，就必须权衡药物风险和疾病本身对母体和胎儿的影响。如果治疗不佳而影响孕妇正常的休息，也可能对胎儿造成不良的影响。

③ 药物治疗

药物治疗是目前过敏性鼻炎的主要的治疗手段，选择药物时需综合考虑具体的症状和疾病的轻重程度。针对妊娠期女性，主要考虑药物的安全性。针对妊娠期过敏性鼻炎的治疗药物的推荐建议如下。

（1）中度至重度过敏性鼻炎患者首选糖皮质激素鼻喷剂。如果孕前使用鼻用糖皮质激素治疗有效，怀孕后依然可以继续使用；如果妊娠期首次使用鼻用糖皮质激素，推荐首选布地奈德。推荐剂量为每天喷鼻 1~2 次，疗程不少于 2 周，持续的治疗效果优于间断治疗，但不建议超剂量使用。

（2）必须采用抗组胺药治疗时，第一代、第二代抗组胺药均可使用，但首选第二代抗组胺药物（如氯雷他定、西替利嗪）。推荐剂量为每天口服10mg，一天 1 次，建议晚间睡前服用。鼻用抗组胺药（如氮卓斯汀、氯雷他定、西替利嗪等)比口服抗组胺药起效快，通常 15～30 分钟就可起效，疗效也优于口服第二代抗组胺药，对改善鼻塞症状有效，但缺乏人类妊娠期使用的安全数据，非妊娠期的首选药物。

(3)轻度过敏性鼻炎患者的初始用药首选色甘酸钠鼻喷剂。推荐剂量为每侧鼻孔 1 喷，每天通常使用 3～4 次，最多可用 6 次，疗程一般为 2 周以上。

(4)鼻用减充血剂(如呋麻滴鼻液、伪麻黄碱)能快速缓解鼻塞症状，但对其他的症状无明显的改善作用，长期不规范使用会产生反跳现象和药物依赖性。目前仍不清楚这类药物是否能通过胎盘，安全性研究仍存在争议，不推荐妊娠期的女性使用。治疗妊娠期女性过敏性鼻炎的药物的安全性评估如下所示。

治疗妊娠期女性过敏性鼻炎的药物的安全性评估

药物分类	药物名称	孕早期	孕中期	孕晚期	改善症状
鼻用糖皮质激素	布地奈德	√	√	√	对鼻痒、鼻塞、打喷嚏、流鼻涕都具有显著的疗效，对缓解鼻塞的效果明显
	丙酸倍氯米松	√	√	√	
	丙酸氟替卡松	√	√	√	
	糠酸莫米松	√	√	√	
口服抗组胺药	氯苯那敏	√	√	√	起效快，作用时间长，能明显缓解鼻痒、打喷嚏、流鼻涕的症状，也可以缓解眼痒等全身症状，但对鼻塞的效果有限
	西替利嗪	√	√	√	
	氯雷他定	√	√	√	
	地氯雷他定	√	√	√	
	非索非那定	△	△	△	
鼻用抗组胺药	氮卓斯汀	△	△	△	比口服抗组胺药起效快，通常 15～30 分钟就可起效，疗效也优于口服二代抗组胺药，对改善鼻塞症状有效
	奥洛他定	△	△	△	

续表

药物分类	药物名称	孕早期	孕中期	孕晚期	改善症状
肥大细胞膜稳定剂	色甘酸钠	√	√	√	对缓解打喷嚏、流鼻涕、鼻痒有一定的效果，但对鼻塞效果不明显
鼻用减充血剂	呋麻滴鼻液	×	×	×	能快速缓解鼻塞症状，但对其他症状无明显的改善作用
	伪麻黄碱	×	×	×	
	羟甲唑啉	×	×	×	

注：各个标识表示的意义如下：√ 表示低风险，可以使用；√ 表示研究有限，短期使用预计不会造成伤害，可以使用；△ 表示研究不足，不能排除风险，需咨询医生或药师；× 表示中高风险，不推荐使用。

④ 免疫治疗

免疫治疗，俗称"脱敏治疗"，主要针对尘螨过敏的患者，目前临床主要用于严重过敏患者或者过敏药物治疗无效的患者。目前，没有资料显示其会对妊娠期女性或胎儿造成不良的影响，但因其存在的治疗风险，不建议妊娠期女性使用该治疗方法。如果在妊娠前已经使用了该治疗方法，且已经建立耐受并取得了疗效，妊娠后可以继续进行免疫治疗。

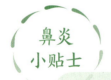

鼻炎
小贴士

对于孕期过敏性鼻炎，首先应避免接触过敏原，戴口罩，勤清洗，注意个人卫生，保持生活用品的卫生清洁。

● 对于轻微症状或轻度症状，首选非药物治疗（如使用生理盐水鼻腔冲洗）。

● 对间歇性症状或轻度症状，建议给予第二代抗组胺药物治疗，首选氯雷他定（10mg，每日1次）或西替利嗪（10mg，每日1次）。

● 对中度至重度症状，建议使用布地奈德鼻喷雾剂进行初始治疗，并根据需求加用第二代抗组胺药物来控制额外的症状。

● 保持心情舒畅，养成良好的作息习惯，提高机体的免疫力，有问题时及时就诊。

清明节气养生药膳

《黄帝内经·素问·阴阳应象大论》写道："寒气生浊，热气生清。"所以，清明养生重在与自然同气相求。清明时节，正是冷暖空气交替相遇之际，时而阳光灿烂，时而阴雨绵绵。人体往往因为湿气侵入而觉得头身困重、四肢酸楚，因此，在饮食调理中，除了要散寒排湿之外，还要适当养血舒筋，不宜食用"发物"。

养生粥——荠菜粥

原料： 新鲜荠菜250g（或干荠菜90g），粳米50～100g。

制作： 将荠菜洗净切碎，与粳米一同放入砂锅内，加水500～800mL，文火炖煮。

功效： 益气健脾，养肝明目，止血利水。

适宜体质： 平和质、气虚质、阴虚质。

养生菜——艾香茶叶蛋

原料： 鸡蛋、艾叶、茶叶、八角、桂皮、香叶、生抽、老抽。

制作： 将鸡蛋放入锅中煮沸后，捞出并敲破以便入味。将其他的原料及生抽、老抽等放入锅中煮沸，煮沸后加入鸡蛋，小火再焖煮 5 分钟即可出锅。冷却后浸泡 10 小时更入味。

功效： 暖宫驱寒，利水除湿。

适宜体质： 平和质、气虚质、气郁质。

养生菜——蘑菇炖豆腐

原料： 鲜蘑菇、豆腐、鸡汤、料酒、葱、姜、蒜、酱油、麻油。

制作： 将豆腐放入盘中，加入料酒，切成 1.5cm 见方的小块，蒸40 分钟。将鲜蘑菇于沸水中煮 1 分钟后捞出，用清水漂凉并切片；将葱、姜、蒜切片。将豆腐和葱、姜、蒜片，加鸡汤倒入砂锅，中火煮沸后，用小火炖 10 分钟，放入蘑菇片，加酱油稍煮片刻，淋上麻油即成。

功效： 健脾开胃，补气益血，理气止呃。

适宜体质： 平和质、气虚质、气郁质。

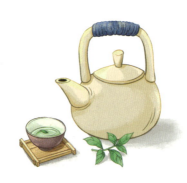

茶经谷雨依稀绿，花接清明次第开
——正谷雨，养生期，谨防神经痛

> 谷雨，三月中。自雨水后，土膏脉动，今又雨其谷于水也。盖谷以此时播种，自上而下也。
>
> ——《月令七十二候集解》

试览镜湖物，中流到底清。不知鲈鱼味，但识鸥鸟情。

帆得樵风送，春逢谷雨晴。将探夏禹穴，稍背越王城。

府掾有包子，文章推贺生。沧浪醉后唱，因此寄同声。

——唐·孟浩然《与崔二十一游镜湖寄包贺二公》

谷雨，是二十四节气中的第六个节气，取自"雨生百谷"之意。然而，谷雨节气后降雨增多，湿度增大，湿气侵入人体，导致患者的脾胃运化失常，以至于阻塞脉络，从而增加神经痛的发生率。

❶ 什么是神经痛？

公认的"天下第一痛"——三叉神经痛，即神经痛的一种。神经痛是神经病理性疼痛的简称，是由躯体感觉系统损伤或疾病导致的疼痛。据统计，神经病理性疼痛与100多种临床疾病相关，如糖尿病、带状疱疹、手术创伤等，涉及的范围十分广泛。神经痛的病变部位涉及神经根、神经丛、神经干或神经末梢，因而常以病变所涉及的周围神经来命名。根据躯体感觉系统受损的解剖部位的不同，神经痛可分为周围神经病理性疼痛和中枢神经病理性疼痛。谷雨时节以周围神经病理性疼痛较多见，常见的有肋间神经痛、坐骨神经痛和三叉神经痛。具体如下所示。

常见的周围神经病理性疼痛的分类

疾病名称	临床表现	治疗药物
肋间神经痛	表现为肋间部位从背部沿肋间向胸膜前壁的放射性疼痛，呈半球状分布，多为单侧受累	抗惊厥药：卡马西平、奥卡西平、加巴喷丁、普瑞巴林等
坐骨神经痛	表现为臀部、大腿后侧及小腿外侧的烧灼样、麻木样或针刺样疼痛，具有阵发性和持续性的特点	抗抑郁药：阿米替林、去甲替林、文拉法辛和度洛西汀等
三叉神经痛	多发生于面部一侧的额部、上颌或下颌部，疼痛常呈电击样、刀割样和撕裂剧痛，具有突发性、短暂性、阵发性和反复性的特点	阿片类镇痛药：吗啡、羟考酮和芬太尼等 其他：曲马多局部用药，利多卡因和辣椒素

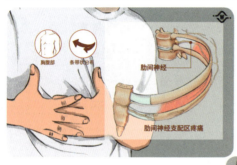

肋间神经痛分布图

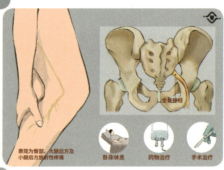

坐骨神经痛分布图

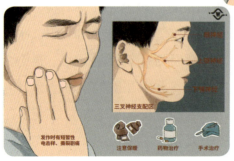

三叉神经痛分布图

② 神经疼痛，该如何服用药物？

根据《周围神经病理性疼痛诊疗中国专家共识》，药物是神经病理性疼痛目前主要的治疗手段，现有钙离子通道调节剂、钠离子通道调节剂、三环类抗抑郁药、去甲肾上腺素再摄取抑制药、局部麻醉用药和阿片类镇痛药等药物用于治疗。具体如下所示。

神经病理性疼痛的药物分类

药物分类	药物名称	使用剂量	注意事项
钠离子通道阻断剂	卡马西平	起始剂量：0.1g/天；维持剂量：0.6～1.2g/天	有发生剥脱性皮炎的风险，糖尿病患者可能引起尿糖增加
	奥卡西平	维持剂量0.6～1.8g/天	与卡马西平有交叉过敏反应
钙离子通道调节剂	加巴喷丁	起始剂量：0.1～0.3g/天；维持剂量：1.2～3.6g/天	肾功能衰退者减量使用
	普瑞巴林	起始剂量：75～150mg/天；维持剂量：150～600mg/天	
三环类抗抑郁药	阿米替林	起始剂量：10～25mg/天；维持剂量：10～100mg/天	有缺血性心脏病或心源性猝死风险的患者避免使用，青光眼禁用
去甲肾上腺素再摄取抑制药	度洛西汀	起始剂量：30mg/天；维持剂量：60mg/天	同时使用单胺氧化酶抑制剂，未控制的高血压和青光眼禁用
	文拉法辛	起始剂量：37.5mg/天；维持剂量：150～225mg/天	同时使用单胺氧化酶抑制剂的患者禁用
阿片类镇痛药物	曲马多	起始剂量：25～50mg/天；维持剂量：200～400mg/天	不应与去甲肾上腺素再摄取抑制药同时使用，癫痫患者慎用
	吗啡	起始剂量：15mg/12 小时；维持剂量：30～120mg/12 小时	长期使用可能导致依赖性
局部麻醉用药	利多卡因	5%的贴剂或凝胶用于疼痛部位/12 小时	局部有效

注：不同的神经病理性疼痛的优选药物不同，更多药物的选择及联合用药方案请咨询医生和药师。

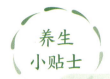

养生
小贴士

"清明断雪，谷雨断霜"，谷雨节气处于春夏交替之际，具有"湿温"的特点。中医认为"湿困脾土"，湿邪很容易损伤脾之阳气。因此，在谷雨时节，养生的重点是防湿邪、护脾胃。

● 起居养生：《黄帝内经》中提出"春季应夜卧早起"，即早睡早起、不要熬夜，以顺应自然界"生发"的规律；"春捂"要适度，随气温的变化适量增减衣物；莫要久居湿地，避免湿邪内侵关节、脏腑；过敏体质者出门注意做好自我防护，尽量避免接触粉尘、花粉等。

● 运动养生：运动要量力而行，切忌过量。可根据自身情况，选择适宜且动作柔和的运动，如太极拳、五禽戏、瑜伽、慢跑、慢走等适量出汗的健身方式，有助于排出体内的湿气。

● 精神养生：春秋季节变化时，精神、心理疾病的发病率会有明显的变化，其中，精神分裂症在春季容易复发。此时，养生需注意调节情绪，可根据个人的情况，选择合适的娱乐、健身方式以陶冶性情；注意劳逸结合，减少外部精神的刺激；与人交流时，尽量保持平和的态度，保持心情舒畅；切忌遇事忧愁、焦虑，动辄发怒。

● 饮食养生：注意饮食清淡，少食生冷的食物，减少高蛋白、高热能食物的摄入，补充足够的维生素。适当增加新鲜的蔬菜，尤其是当季蔬菜，适量摄取一些以甘甜味为主的食物，以补脾培土，也可适当吃些葱、蒜、生姜等发散性的食物。

谷雨节气养生药膳

谷雨时节虽属暮春，饮食上仍需养脾，宜少食酸味的食物，多食甘味的食物。同时，多食健脾祛湿的食物，如绿茶、山药、赤小豆、薏苡仁、扁豆、鲫鱼等。谷雨时的气温虽已较高，但仍未到夏季，应避免食用生冷、油腻、辛辣刺激的食物，以保护脾胃。

养生汤——祛湿鳝鱼汤

原料： 鳝鱼 1000g，当归 5g，党参 10g，熟火腿 150g，葱 20g，姜 20g，鸡汤 100g。

制作： 将鳝鱼剖腹，去除内脏和骨后洗净，放入沸水锅汆一下捞出，刮去黏液，去头尾，切成 6cm 长的段。将熟火腿和姜切片，将葱切段。锅内注入清水，下姜、葱和料酒，待水沸后，把鳝鱼段放沸水中烫一下捞出，码在盆内，上面放火腿片、当归、党参、姜片、葱段、料酒、胡椒粉、盐，注入鸡汤，加盖，用棉纸封口，上笼蒸 1 小时左右，取出启封，拣去姜、葱即成。

功效： 温中益气，活血通络，强健筋骨。

适宜体质： 平和质、气虚质、阳虚质。

养生粥——猪肝粥

原料： 猪肝 100~150g，粳米 100g，细葱 3 根，生姜 3 片，食盐适量。

制作： 将猪肝洗干净，切成小块，与粳米一同放入砂锅，加水 700mL 左右，用文火煮粥。将细葱、生姜切碎，待猪肝熟透、粥稠将熟时，加入葱、姜、食盐，搅匀稍煮片刻即可。

功效： 补血，益肝，明目。

适宜体质： 平和质、阴虚质、气郁质。

养生菜——白灼芥蓝

原料：芥蓝、葱白、红椒、植物油、蚝油、白糖、蒸鱼豉油。

制作：将芥蓝根茎上的外皮削掉，洗净备用；将红椒切丝，将葱白切丝泡在清水中备用；将蚝油和蒸鱼豉油各取一汤匙调入小碗里，放适量的白糖拌匀。锅中烧水，放入少许的植物油、盐，水开后放入芥蓝焯水；将焯水后的芥蓝装入盘中，摆上葱丝、红椒丝，将调好的料汁浇在芥蓝上；炒锅入油，放入葱丝爆香，去掉葱丝，将热油浇在芥蓝上即可。

功效：利水化痰，解毒祛风，除邪热，解劳乏，清心明目。

适宜体质：痰湿质、湿热质。

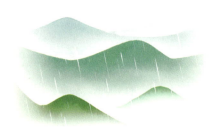

绿荫铺野换新光，薰风初昼长，药品需谨藏

> 立夏，四月节。立字解见春。夏，假也，物至此时皆假大也。
>
> ——《月令七十二候集解》

竹摇清影罩幽窗，两两时禽噪夕阳。

谢却海棠飞尽絮，困人天气日初长。

——宋·朱淑真《初夏》

立夏是二十四节气中夏季的第一个节气，斗指东南，维为立夏，万物至此皆长大，故名立夏也。立夏之后温度明显升高，炎暑将临，雷雨增多，农作物进入生长旺季。夏日里，高温、潮湿的环境也给药品的储存带来了挑战。气温升高会加速部分药物的氧化降解，而湿度增加则会使药品受潮分解。这些改变都可能使得药效降低，甚至产生毒副作用。因此，正确地储存药品至关重要。

❶ 药品的储存条件有哪些？

在炎炎夏日，药品也需要"避暑"，但并非所有的药品都适合冷藏，应根据说明书的标示来存放。药品的储存温度有下列几种情况：室温（10～30℃）、阴凉（不超过20℃）、冷藏（2～10℃）、冷冻（0℃以下）。

❷ 常见的药品储存的注意事项

（1）片剂、胶囊剂、颗粒剂：家庭常备的片剂、胶囊剂、颗粒剂等药品，一般在室温（10～30℃）下储存就可以。但如果室内温度过高，为防

止胶囊剂囊壳受热变形、片剂糖衣融化、颗粒剂中的糖分变质等情况，就需要将其放入冰箱冷藏。值得注意的是，放入冰箱储存的药物要注意防潮，对于容易吸潮的药品，放入冰箱前应密封或同时封入防潮剂。特别提醒：部分口服药物（如活菌制剂、口服冻干粉）要冷藏！

（2）栓剂：大部分的栓剂在遮光、密封的状态下在室温下保存即可，但个别栓剂，例如制剂复方黄芩龙茶栓、复方颠茄甲硝唑栓等在高温下容易软化，也需在 2～8℃冷藏的环境下储存。

（3）眼科制剂：不同的眼科制剂的保存条件也不尽相同。除了密闭、避光这些常规要求，根据储存温度的不同，主要有以下几种保存方式——标明具体的储存温度、室温保存、阴凉处保存，以及对于未注明储存温度的药品，按照说明书的要求存放即可。需要注意的是：对于未要求冷藏的眼药水，无须放入冰箱储存，低温可能会影响渗透压。

（4）外用乳膏剂：在过低的温度下会发生油水分层，影响膏剂的均匀性和药效。因此，若说明书无特殊的储存要求，在室温下存放即可。

（5）糖浆剂、混悬液滴剂：为应对季节性流感，很多家庭囤了不少的止咳糖浆、对乙酰氨基酚混悬液、蒙脱石散混悬液等。对于这些家庭常备的液体制剂，除了要定期检查有效期，还应注意储存条件。如对于糖浆类药品，在过低的温度下，药物或糖分会析出，导致浓度不准确，因此不适合长期存放于冰箱。

（6）注射剂：大部分的注射剂在常温下储存即可，但生物制剂，如人血白蛋白、各类疫苗、免疫球蛋白、胰岛素等则需要冷藏保存。以胰岛素为例，未开封时应冷藏，但不能冷冻，并且胰岛素的冷藏温度不得低于 2℃，否则容易使其产生结晶。

❸ 药品的有效期 ≠ 药品使用期限

药品的有效期是指药品在一定的储存条件下，能够保持药品质量的时间期限。只有满足以下两个条件时，药品的使用期限才等同于药品的有效期：一是未开封；二是按规定的条件储存。需要注意的是，开封后的药品存入冰箱中并不能"保鲜"。那么，开封后的药品该如何储存？它们的使用有效期到底有多长呢？下表中根据不同的药物剂型，总结了常见的药品开封后的储存建议。

常见的药品开封后的储存建议

剂型或特殊药品	启封后的储存建议
有塑封铝箔包装的固体口服药（片剂、胶囊等）	将药品储存在原铝箔包装中，每次服药前从包装中剥出，则使用期限可按照原包装上的药品有效期计算
瓶装固体口服药和有医院自封袋包装的口服药品	使用期限为从开封之日起不超过 6 个月，或不得超过药品原包装上标示的剩余有效期的 2/3，两者中以较短的时间为准
糖浆剂、合剂、酊剂等液体口服药	使用期限为冬季不超过 3 个月，夏季不超过 1 个月
眼用制剂、耳用制剂、鼻用制剂	眼用制剂在启用后按说明书规定的条件储存，最多可使用 4 周，另有规定的除外。单剂次滴眼液一般用后即弃，不得二次使用
涂剂、涂膜剂	启用后最多可使用 4 周，除另有规定外。特殊规定的药物如不添加防腐剂，开启后保存的时间更短，需详细阅读其说明书
胰岛素	可储存在室温环境下，需在 4 周之内用完。旅行、出差时，建议将胰岛素随身携带，不能将其放在托运的行李中

夏日药品
储存
小贴士

1.不是所有的药都适合放入冰箱"避暑"。

2.出行途中无冰箱时，可暂时用冰袋、冰水"保驾护航"。

3."冻伤"的药品融化后不能继续使用。

4.糖浆剂、混悬剂中的溶剂易滋生细菌，再次使用前应检查其质量。

5.内服药和外用药不能混放，以免误拿误用。

立夏节气养生药膳

明代冷谦的《修龄要旨》中说："四月，肝脏已病，心脏渐壮。宜增酸减苦，补肾强肝，调养胃气。"在饮食方面，立夏要少吃热性的食物，多吃酸味、甜味的食物。这类食物可以清热消暑，增加体内的水分，以补充出汗的消耗，如酸梅汤、凉粉、拌黄瓜、糖拌西红柿、绿豆粥等，它们既有营养价值，又有养生作用。

养生粥——党参粥

原料： 党参 10～15g，粳米 100g，红糖适量。

制作： 先将党参切碎，用温水浸泡 2 小时，与粳米一同放入砂锅内加水煮成稀粥，以参烂粥稠、表面有粥油为度，再加入红糖。

功效： 补中益气，养胃生津。

适宜体质： 平和质、气虚质、瘀血质。

养生粥——赤小豆粥

原料： 赤小豆 30～50g，粳米 50g，白砂糖适量。

制作： 先将赤小豆用温水浸泡 2～3 小时，然后将其捞出放入砂锅内，加水 500mL 左右。以武火先将赤小豆煮烂，再放入粳米，改以文火慢慢熬煮，待粥将熟时，加入白糖，稍煮片刻即可。

功效： 健脾胃，利小便，消水肿，通乳汁。

适宜体质： 平和质、痰湿质、湿热质。

养生菜——芹菜豆腐

原料： 芹菜、豆腐、食用油、酱油。

制作： 热锅加油，豆腐改刀下锅。煎至豆腐两面焦黄，加适量的清水、酱油煮至入味。最后下适量的芹菜段，炒至入味即可。

功效： 清热除烦，降压降火。

适宜体质： 平和质、湿热质、气郁质。

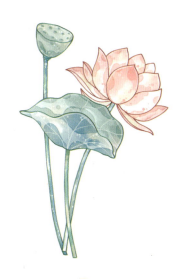

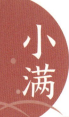
小满未满夏渐浓，哺乳妈妈用药安

> 小满，四月中。小满者，物致于此小得盈满。
>
> ——《月令七十二候集解》

静观群动亦劳哉，岂独吾为旅食催。

鸡唱未圆天已晓，蛙鸣初散雨还来。

清和入序殊无暑，小满先时政有雷。

酒贱茶饶新而熟，不妨乘兴且徘徊。

——宋·巩丰《晨征》

　　小满时节，夏意初萌，天地间阳气生发，万物生机盎然。正因为小满节气有充沛的阳气和旺盛的生命力，公历 5 月 20 日被定为"全国母乳喂养宣传日"，象征着母乳哺育的蓬勃发展，欣欣向荣。众所周知，母乳喂养的好处很多，不仅能为婴儿提供足够的营养，促进其生长发育，还能为婴儿提供丰富的免疫活性物质，保护婴儿免受感染、过敏及新生儿疾病的侵袭。除此之外，母乳喂养对产妇的生理和心理方面均有积极的作用，有助于促进产后恢复、减少产后出血、降低乳腺癌和卵巢癌的发病率、帮助形体恢复、增进母子间的情感连接等。但是，对于各位宝妈而言，哺乳期却如履薄冰，生怕自己一不小心生病了，影响了娃的口粮。是选择咬牙硬扛不吃药？还是吃药期间不哺乳？还是果断决定断奶进行治疗？无论选哪个，都很担心！

❶ 哺乳期是否可以用药？

其实，哺乳妈妈们不必太过担忧！美国儿科学会（American Academy of Pediatrics，AAP）和世界卫生组织（World Health Organization，WHO）的推荐意见为：母亲在母乳喂养期间可以合理使用大多数的治疗性药物。因为绝大多数的药物在乳汁中的分泌量都相当低，仅有少数药物经乳汁分泌后可达到对婴儿有临床意义的剂量。但是，各位哺乳妈妈请勿自行随意服药，应当及时就医，在医生的指导下使用药物最为安全。

❷ 哺乳期用药的原则

（1）是否有必要用药：选药要慎重，需权衡利弊，只有病情真的需要药物治疗时，才选择合适的药物。

（2）用药品种的选择：对于疗效不确切，或者缺乏哺乳期安全性研究的药物，在哺乳期时不推荐使用。目前，哺乳期的用药风险按其对婴儿的危险性分为 L1～L5 五个级别，应尽可能选择安全性更高的药物，比如 L1 和 L2 级药物。哺乳期的用药风险如下所示。

哺乳期的用药风险

分级	分级说明	分级解释
L1	适用，最安全	对照研究中未证实对婴儿有危险
L2	可能适用，较安全	有限数量的研究显示对婴儿的不良反应没有增加，和/或哺乳期女性用药后证实危险性的证据很少
L3	可能适用，中等安全	没有对照研究，可能存在不良反应，或者仅显示轻微的不良反应
L4	有潜在的危险，可能危险	有明确的证据显示其危害性，但母亲用药后的益处大于对婴儿的危害
L5	危险，禁忌	研究证实对婴儿有明确的风险，禁用于哺乳期女性

尽可能选择单一成分的药物，避免使用复合制剂；若需服用多种药物，应提前咨询医生或药师，确认能否同时服用。

尽可能选择短效、速释剂型，避免选择长效、缓/控释剂型，防止药物在体内停留的时间过长。

（3）用药剂量的选择：在保证疗效的前提下，尽量应用药物的最小有效剂量，不得随意增减剂量。

（4）用药方式的选择：在不影响疗效的前提下，尽量选择对乳汁分泌影响最小的用药方式。选择优先的顺序为：外用＞口服＞注射或静脉给药。

（5）用药时机的选择：通常推荐在哺乳刚结束后或婴儿长时间睡眠前服药，并尽可能推迟下次的哺乳时间，至少间隔4小时。这样有助于避开血液浓度的达峰期，最大程度地降低乳汁中的药物浓度。

（6）不可滥用中药：避免随意服用中药或中成药制剂，如有需要，及时咨询中医师和中药师。

（7）密切观察宝宝的反应：用药后密切关注婴儿的反应，如出现不适，及时停止哺乳并就医。

用药后哺乳小贴士

一般情况下，在最后一次给药后，药物达到体内峰值并经过5～6个半衰期，绝大部分的药物可从母亲体内清除。此时，母亲血浆中的药物残留量已是微量，进入乳汁的药物浓度更是微乎其微。此时，婴儿能接触到的药物量一般可忽略不计。所以，哺乳妈妈在用药期间停止哺乳，可在停药5～6个药物半衰期后（对于药物半衰期的具体时间，可咨询药师）恢复哺乳。

哺乳妈妈可以在用药前提前储备一些母乳，以便在服药期间给宝宝食用。

小满节气养生药膳

进入小满后，天气更加炎热，雨水增多，"热"与"湿"并存，容易令人脾胃虚弱，湿气缠身，中医理论中将这种情况称之为"湿邪"过重。这时的饮食最好以清淡、清爽为主，不宜食用过多辛辣助热的食物，也不能贪凉积湿，可以多吃一些解热消暑、清利湿热、补气养阴的食物。

养生茶——百合菊花茶

原料： 薄荷、杭白菊、薏苡仁、百合。

制作： 将百合、薏苡仁浸泡后，加入杭白菊、薄荷、水，在花茶壶中煮沸后即可。

功效： 消暑清热，健脾宁心。

适宜体质： 平和质、湿热质、气郁质。

养生粥——鳝鱼粥

原料： 鳝鱼 200g，薏苡仁 30g，淮山药 30g，生姜 3 片，粳米、食盐适量。

制作： 先将鳝鱼剖除内脏，洗干净切成小段，然后与薏苡仁、淮山药一同放入砂锅中。加适量的水，用武火煮沸后，加入粳米，改用文火慢熬。将生姜切碎备用，待鳝鱼熟烂、粥即将熬成时，加入生姜、食盐，搅匀稍煮片刻即可。

功效： 益气健脾，祛湿利水。

适宜体质： 平和质、痰湿质、气虚质。

养生菜——芹菜拌豆腐

原料: 芹菜 150g,豆腐 1 块,食盐、花生油、鸡精适量。

制作: 将芹菜洗净切成小段,豆腐切成小方块,分别放入沸水中焯一下。焯好后捞出,将其放入冷水中冷却,再捞出沥干水分。最后加入适量的食盐、花生油、鸡精,与芹菜和豆腐搅拌均匀即可。

功效: 利湿解毒,平肝清热。

适宜体质: 痰湿质、湿热质。

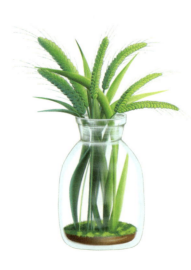

节序届芒种，暑热需当心

> 芒种，五月节。谓有芒之种谷可稼种矣。
>
> ——《月令七十二候集解》

芒种才过雪不霁，伊犁河外草初肥。

生驹步步行难稳，恐有蛇从鼻观飞。

——清·洪亮吉《伊犁记事诗》

芒种期间，气温显著升高，雨量充沛，空气湿度大，这样的环境易加重人体心脏的负担，从而引发心血管疾病。抗血小板药物是心血管内科的常用药，是预防动脉血栓事件及其复发的重要手段。

❶ 什么是抗血小板药物？

血小板是正常凝血机制中的一个关键成分，也是病理性血栓形成的重要原因。不同的抗血小板药物具有其独特的机制和特点，规范用药是抗血小板治疗的关键。目前，临床中应用较广的抗血小板药物主要包括血栓素 A_2（thromboxane A_2，TXA_2）抑制剂、P2Y12 受体拮抗剂以及 GP Ⅱ b/ Ⅲ a 受体抑制剂。

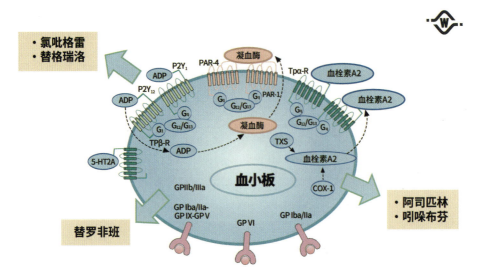

抗血小板药物的作用机制

❷ 临床常见的抗血小板药物

（1）口服抗血小板药物

TXA_2 抑制剂：阿司匹林和吲哚布芬均是通过抑制环氧合酶合成而抑制 TXA_2 生成，最终发挥抑制血小板聚集的作用。

P2Y12 受体拮抗剂：P2Y12 受体位于血小板的表面，通过结合腺苷二磷酸促使血小板聚集而发挥凝血作用。氯吡格雷和替格瑞洛均属于此类药物。

（2）静脉抗血小板药物

作为非肽类GPⅡb/Ⅲa拮抗剂，替罗非班的半衰期较短，静脉给药后的达峰时间＜30分钟，其血小板的抑制作用在给药后可持续2～4小时，使用中须严密观察出血反应并检测出血时间和血小板计数等。

❸ 常用的抗血小板药物的特点

常用的抗血小板药物的特点

特点	阿司匹林	吲哚布芬	氯吡格雷	替格瑞洛	替罗非班
可逆性	不可逆性抑制COX-1	可逆性抑制COX-1	不可逆性抑制P2Y12受体	可逆性抑制P2Y12受体	竞争性抑制纤维蛋白原和血小板GPⅡb/Ⅲa受体的结合
给药方式	口服	口服	口服	口服	静脉注射
起效时间	0.3～2.0小时	2小时	2～8小时	0.5～4.0小时	5分钟
作用消失时间	停药后7～10天	停药后24小时	停药后7～10天	停药后3～5天	50%患者在停药4小时后
代谢途径	肾脏	肝脏	部分经肝脏CYP2C19代谢为活性产物（避免与CYP2C19抑制剂合用）	经肝脏CYP3A4代谢（与CYP3A4强抑制剂或诱导剂联用时需谨慎）	原型
不良反应	胃肠道反应、出血	消化道反应，出血；不抑制前列环素合成，胃黏膜的损伤较小	出血	出血、呼吸困难、心动过缓	出血、血小板减少症

❹ 抗血小板治疗的出血风险的评估及处理

患者长期服用抗血小板聚集药物，其出血风险会明显升高。

对于抗血小板药物导致的非严重出血，如抗血小板治疗属于关键治疗而无法停药，可采取局部止血的措施，并密切观察后续出血的情况再决定是否停止抗血小板治疗及进行逆转治疗。发生严重出血时，应立即停止使用抗血小板药物。对于关键部位的出血，应尽早进行确切的止血治疗，如介入止血、内镜止血等。对于持续出血和/或血流动力学不稳定的患者，应进行抗休克治疗。

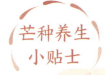

芒种养生小贴士

1.芒种时节，气温明显升高，且持续高温，这时候需注意防范高温导致的中暑。尽量避免在中午高温时出行，可以在早晚凉快的时候外出。外出时戴好遮阳帽或者打伞，及时补充水分。

2.夏天，很多人会在空调房里吹着电扇，喝着冰镇饮料，如果过量摄入生冷的食物，会出现腹胀、消化不良等情况。所以，不要过度贪凉，应适当地出汗。

3.天气炎热，很容易心情烦躁。如果有冠心病，应保持精神愉快，避免劳累和情绪激动，防止因心脏负荷加重而诱发心血管疾病。

芒种节气养生药膳

芒种的天气逐渐炎热，人体受到"暑邪、湿邪"侵袭，在养生方面，我们日常宜选择清暑益气而不伤正、祛湿利尿而不伤阴的食物，如茯苓、苋菜、圆白菜、西红柿、冬瓜、海带、坚果、瘦肉等。

养生菜——苦瓜酿肉

原料：苦瓜、猪肉馅、葱花、姜末、生粉、鸡蛋、酱油、蚝油、盐、白糖。

制作：将苦瓜洗净去瓤，焯水去除苦味。将猪肉馅加入生粉、姜末、葱花、鸡蛋、酱油、蚝油、盐、白糖调味后，塞入苦瓜内，放入油锅稍煎至两面微黄。取出装盘后放入蒸锅蒸制 15～20 分钟，最后用高汤、水淀粉、蚝油调成极薄的芡汁淋在蒸好的苦瓜酿肉上即可。

功效：祛暑涤热，解毒除湿。

适宜体质：湿热质、阴虚质。

养生汤——香菇冬瓜汤

原料：香菇、冬瓜、高汤、葱、盐、味精。

制作：将冬瓜切块，将香菇去蒂切块。汤锅中倒入植物油烧热，加入葱末炝出香味后，放入高汤、香菇，烧开后加入冬瓜块。冬瓜熟烂后加盐、味精调味即可。

功效：清暑益气，生津除烦。

适宜体质：平和质、湿热质、气虚质。

养生粥——白扁豆粥

原料：炒白扁豆 20g，粳米 60g，红糖适量。

制作：先将扁豆用温水浸泡一宿，与粳米一同放入砂锅，加水以文火煮至粥稠味香，停火紧焖 5～7 分钟即可，后放入红糖。

功效：健脾，益气，祛湿。

适宜体质：平和质、湿热质、气虚质、痰湿质。

夏至将至，中暑防治有妙招

> 夏至，五月中。夏，假也，至，极也，万物于此皆假天而至极也。
>
> ——《月令七十二候集解》

忆在苏州日，常谙夏至筵。粽香筒竹嫩，炙脆子鹅鲜。

水国多台榭，吴风尚管弦。每家皆有酒，无处不过船。

交印君相次，褰帷我在前。此乡俱老矣，东望共依然。

洛下麦秋月，江南梅雨天。齐云楼上事，已上十三年。

——唐·白居易《和梦得夏至忆苏州呈卢宾客》

俗话说："不过夏至不热。"至者极也，不仅是昼长夜短，更预示着气候正式进入炎热、浓荫难求的盛夏，中暑也进入高发期。

❶ 为何会中暑？

中暑是在暑热季节、高温和/或高湿的环境下，发生以体温调节中枢功能障碍、汗腺功能衰竭和水电解质丢失过多为特征的疾病。按轻重程度，可分为先兆中暑、轻度中暑和重度中暑。

❷ 中暑会有哪些症状？

先兆中暑主要表现为多汗、口渴、头晕、头痛、全身疲乏、胸闷、心悸、恶心、注意力不集中、动作不协调等症状，体温正常或略升高，一般不超过38℃。

轻度中暑除了具有先兆中暑的症状外，还可能出现以下的情况：面色潮红、心率加快、皮肤灼热；体温在38℃以上；有早期周围循环衰竭的表现，如恶心、呕吐、面色苍白、四肢皮肤湿冷、多汗、脉搏细速、血压下降等。

重度中暑的多数患者会在高温环境中突然昏迷，按发病的症状与程度，可分为热痉挛、热衰竭和热射病。

● 热痉挛：表现为肌肉疼痛或抽搐，通常发生在腹部、手臂或腿部，常呈对称性，时而发作，时而缓解。

● 热衰竭：起病迅速，其症状包括眩晕、头痛、恶心、呕吐、大量出汗、脸色苍白、极度虚弱或疲倦、肌肉痉挛、昏厥。热衰竭患者的皮肤可能冰凉且潮湿，血压下降，脉搏快且虚弱，呼吸急促且浅，体温稍高或正常。

● 热射病：表现多样，包括头晕、搏动性头痛、恶心，极高的体温，皮肤红热且干燥无汗，畏寒，意识模糊，口齿不清，不省人事。若救治不及时，可导致死亡或残疾。

❸ 中暑后的处理方式

先兆中暑和轻度中暑的患者，应尽快脱离高温的环境，转移到阴凉的地方，及时通风降温。此时，可用凉水喷洒或用湿毛巾擦拭全身，扇风加快蒸发、对流散热，同时补充冷盐水，一般短时间或数小时内就可以恢复。但当出现重度中暑时，自我护理通常难以有效缓解，应及时送医。具体如下所示。

2024年荒野医学协会（WMS）预防和治疗中暑的临床实践指南的治疗要点

热相关疾病的严重程度	诊断	治疗措施
轻度	热痉挛	口服等渗液体或口服高渗液体替代
	热水肿	抬高肢体，使用弹力袜
中度	热晕厥	从热源中撤离，被动式降温，口服等渗液体或高渗液体补液
	热衰竭	从热源中撤离，使用蒸发、对流或传导的方式冷却，口服或者静脉输注等渗/高渗液以补液

续表

热相关疾病的严重程度	诊断	治疗措施
重度	热射病	从热源中撤离；提供气道、呼吸和循环的支持护理；冷水浸泡，全身传导性冷却；静脉补液[1]；转运[2]

注：1 表示使用等渗液体（0.9%生理盐水或乳酸林格液）进行静脉补液；如若担心与运动相关的低钠血症是引起脑病的原因，则使用3%氯化钠溶液。2 表示如果无法迅速为患者降温，患者存在慢性脑病，或者担心多器官功能障碍的发生，请启动急救医疗服务。

④ **如何选择家庭防暑药物？**

夏日来临，许多家庭会常备一些防中暑药物，如藿香正气水、仁丹等，但并非在所有的中暑情况中都适合服用。中医将中暑分为阳暑和阴暑。简单来说，阳暑一般是在烈日下暴晒过久或长时间处于高温的环境中所致，多表现为身热多汗、心烦口渴、头痛头晕等；阴暑则是"因暑而受寒者也"，多为暑热贪凉所致，通常表现为头昏乏力、汗少或无汗、身体困重、恶心、呕吐等。

那么，防暑药物该如何选择呢？

（1）藿香正气水／藿香正气软胶囊：主要用于外感风寒、内伤湿滞或夏伤暑湿所致的感冒。其适用于阴暑，若被用于阳暑，则可能加重病情。需要注意的是，藿香正气水中含有酒精，因此不得与头孢菌素类、甲硝唑、呋喃唑酮等药物联合使用，以免发生双硫仑样反应。而藿香正气软胶囊中含生半夏，应严格按用法、用量服用，不宜过量或长期服用。不建议儿童、孕妇及哺乳期女性使用。

（2）仁丹：适用于阳暑。仁丹中含有薄荷脑、冰片，清暑开窍，能有效缓解中暑后出现的头晕、恶心、胸闷。可含化或用温开水送服。仁丹中含有朱砂，不可超量服用。有高血压、心脏病、肝病、糖尿病、肾病等慢性病严重者及孕妇等，应在医生的指导下服用。

（3）十滴水：用于缓解症状，不用于预防中暑。十滴水对中暑引起的头晕、头痛、恶心、呕吐、腹胀、腹泻等症状有良好的缓解作用，一般每次取 10～20 滴，滴入白开水中，搅拌服下。注意：十滴水中也含有酒精，不可与头孢菌素等药物联合使用。

提醒：对于中暑患者，一般的药物降温无效；尤其对于热射病患者，解热镇痛药不仅无效，还可能有害，不得擅自使用。

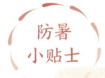
防暑小贴士

1.合理作息。夏季宜早起晨练，午睡宜小睡，下午喝杯茶，傍晚要放松，夜间泡脚。

2.做好防晒工作。外出应注意皮肤防护，涂抹防晒霜，撑遮阳伞，如果有服用可能引起光敏反应的药物，使用该类药物的期间及停药后至少 5 天内不要晒太阳，避免接触阳光或紫外线。

3.多喝水。高温的时候多喝水，能够及时补充体内的水分，或者在白开水中加入少量的盐，能够帮助补充体内的电解质。但是切勿在短时间内大量饮水，可能会造成水中毒。

4.多吃蔬菜水果，补充蛋白质。蔬菜水果，如西红柿、西瓜、黄瓜等，能够预防中暑。在炎热的夏天需要补充足够多的蛋白质。

夏至节气养生药膳

夏至属心，宜苦，食少许清苦之品可清火养心。但结合夏至后"阳消阴长"的规律，清与补的偏颇尤为重要。夏至时节，天气炎热，人的消化功能相对较弱，因此，饮食宜清淡，不宜肥甘厚味，要多食杂粮以寒其体，不可过量食用热性食物，以免助热；冷食瓜果应适可而止，以免损伤脾胃；厚味肥腻之品宜少勿多，以免生湿化热，激发疔疮之疾。

养生菜——荷叶莲藕炒豆芽

原料： 荷叶 200g，莲子 50g，绿豆芽 150g，鲜藕 100g，植物油适量，精盐、味精、水淀粉各少许。

制作： 先将莲子泡发，与荷叶一同入锅，加适量的清水，文火煎汤后盛出备用。将鲜藕切丝，用植物油炒至七成熟，再加入煮透的莲子和洗净的绿豆芽，加适量的精盐、味精，用水淀粉勾芡，盛出装盘即可。

功效： 清热祛暑，补肾利尿。

适宜体质： 平和质、湿热质、痰湿质。

养生粥——藕粥

原料： 鲜藕 200g，糯米 50～100g，红糖适量。

制作： 先将鲜藕洗干净，切成细小的薄片，与糯米一同放入砂锅，加水 500mL 左右，文火煮粥，待粥将熟时，加入红糖，稍煮片刻即可。

功效： 清热祛暑，养血益气。

适宜体质： 平和质、湿热质、气虚质、痰湿质。

养生粥——山楂粥

原料： 山楂 30～40g，粳米 50～80g，水、白砂糖适量。

制作： 先将山楂炒至棕黄色，加温水浸泡片刻，煎煮后取浓汁约150mL，加入粳米 400mL 左右的水，用文火煮至米花汤稠后，再加白糖。

功效： 健脾开胃，消食化瘀。

适宜体质： 平和质、痰湿质、瘀血质。

倏忽温风至，因循小暑来
——急性胃肠炎怎么办？

> 小暑，六月节。暑，热也。就热之中分为大小，月初为小，月中为大，今则热气犹小也。
>
> ——《月令七十二候集解》

夜热依然午热同，开门小立月明中。

竹深树密虫鸣处，时有微凉不是风。

——宋·杨万里《夏夜追凉》

"小暑不足畏，深居如退藏。"入夏后的第五个节气，便是小暑。天气变热，人们开始吹空调、喝冷饮。享受生活的同时，也要警惕急性胃肠炎的发生。

❶ 急性胃肠炎的表现

急性胃肠炎高发于夏秋季节，多由细菌或毒素感染所致，主要的症状如下。

● 腹痛、腹泻：患者经常突然感到肚脐周围腹部绞痛，并伴随腹泻。腹泻后腹痛会有所减轻，但一段时间后又有腹痛，如此循环。一天之内，患者可能腹痛、腹泻3～10次，多为稀水样便，呈黄色或者带有绿色，伴有恶臭。

● 呕吐：若涉及胃病变，还可能出现恶心、呕吐症状。

● 发热：一般以低热为主，可能还会出现头晕、头痛、全身酸痛等症状。

● 休克：如果持续腹泻的症状没有得到控制或缓解，可能会导致脱水而产生休克。患者会出现体温降低、皮肤苍白甚至发紫、呼吸急促、意识模糊等症状。

症状类型及严重程度与病原微生物的种类、毒素的类型以及它们的含量有关。同时，不同人的抵抗力不同，也会导致症状有差异。病情进一步发展，则会出现水电解质紊乱，严重时甚至危及生命。尤其须特别关注孕产妇、婴幼儿与老人等特殊人群，及时采取有效的对症治疗。

❷ 急性胃肠炎的应对方式

（1）补充身体所需的营养成分：急性胃肠炎通常会上吐下泻，导致身体严重缺水以及电解质紊乱，因此，首先要及时补充身体所需的水分以及电解质成分。

（2）缓解疼痛：急性胃肠炎除了上吐下泻以外，一般还伴有腹部的痉挛，要充分利用身边的有限材料来缓解疼痛，如用毛巾或热水袋热敷腹部。

（3）药物治疗：患者可以根据自身的不同症状服用不同的药物，详见下表。

根据自身的不同症状而可选的药物情况

适用的情况	可选的药物
缓解呕吐、嗳气症状	多潘立酮片
抑制胃酸分泌	艾司奥美拉唑镁肠溶片、雷贝拉唑钠肠溶片
胃黏膜保护剂	铝碳酸镁咀嚼片、硫糖铝混悬液
缓解腹泻症状	蒙脱石散、盐酸洛哌丁胺胶囊
肠道菌群调节剂	双歧杆菌、嗜酸乳杆菌片

轻症急性胃肠炎的患者一般不需要抗感染治疗，但由细菌病原体引起的肠道感染并伴有严重腹泻者，可选用小檗碱（黄连素）、左氧氟沙星等喹

诺酮类抗生素进行抗菌治疗。

（4）注意饮食调理：在胃肠炎急性期应多休息、多饮水、避免劳累、戒烟戒酒。饮食以清淡及富含水分为宜，忌辛辣油腻或刺激性的食物，避免摄入高脂肪食物。急性期或病情较重者，可采用流质饮食，如浓米汤、面汤等；进餐不宜过量，尽量少食多餐；病情较轻者可采用半流质饮食，如白米粥、蛋羹、面条等，少吃白菜、菜花、南瓜等粗纤维的蔬菜；不吃油炸食物、豆类食物以及豆制品；消除呕吐和腹泻等症状后可逐渐恢复正常的饮食。

（5）及时就医的轻症急性胃肠炎患者一般在经过补液、饮食控制与充分的休息后，可在短时间内自愈。当出现剧烈腹痛、腹泻（5次以上，甚至10余次）、呕吐等症状无法缓解，并伴有高热、口干、少尿或无尿、休克等症状时，建议及时就医。

预防
小贴士

1.注重饮食卫生：避免食用被蝇虫、病原微生物污染的不洁食物；尽量不食用隔夜食物，食用前要彻底加热；饮用水要煮沸后饮用；不食用生肉、变质的食物、冰箱里长期存放的食物或冷冻的食物；食用水果和蔬菜前，要用流动的清水冲洗干净；注意菜刀以及砧板的卫生，尽量生熟分开。

2.饭前便后勤洗手，在旅行或疫区接触时注意手卫生。

3.均衡营养，提高免疫力。少摄入油腻辛辣的食物，多选择清淡的食物。

小暑节气养生药膳

小暑是消化道疾病多发的时期，在饮食调养上要改变饮食不节、不洁、偏嗜等不良的习惯。饮食应以适量、清淡且富有营养为宜。

养生粥——玉竹粥

原料： 玉竹 15～20g（鲜玉竹 30～60g），粳米 50g，冰糖适量。

制作： 先将玉竹去掉根须，洗干净后切碎，加水煎成浓汁后去渣。将药汁与粳米一同放入砂锅，再加适量水，用文火煮粥。待粥将熟时，加入冰糖稍煮片刻即可。

功效： 养阴生津，清暑益气，润肠通便。

适宜体质： 平和质、阴虚质、湿热质。

养生菜——白术饼

原料： 生白术 250g，大枣 250g，面粉 500g。

制作： 将白术烘干研成细末；将大枣蒸熟去核，捣成泥状。将白术粉末、枣泥、面粉加适量的清水，搅拌均匀后制成饼，烘烤作为点心食用。

功效： 健脾益气。

适宜体质： 平和质、痰湿质、气虚质、阳虚质。

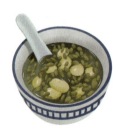

赤日几时过，谨防"热中风"

> 大暑，六月中。暑，热也，就热之中分为大小，月初为小，月中为大，今则热气犹大也。
>
> ——《月令七十二候集解》

毕竟西湖六月中，风光不与四时同。

接天莲叶无穷碧，映日荷花别样红。

——宋·杨万里《晓出净慈寺送林子方》

古语说："大暑乃炎热之极也。"大暑时节，高温酷热、湿热交蒸，是心血管疾病的高发期，特别是患有"三高"（高血压、高血糖、高脂血症）的老年人，更需谨防"热中风"。

❶ 什么是"热中风"？

"热中风"多指夏季气温升高而导致的中风，分为缺血性热中风和出血性热中风。缺血性热中风是最常见的类型，通常是脑血管狭窄或堵塞，导致脑部供血不足。常见的原因包括动脉粥样硬化、血栓形成等，如颈动脉狭窄导致的脑部血流减少。在高温的环境下，血管扩张能力受限，容易引发缺血性中风。出血性热中风是由于脑血管破裂，血液溢出到脑组织中而引发。高血压、脑动脉瘤破裂、脑血管畸形等是常见的诱因。在炎热的天气中，血压波动较大，增加了出血的风险。此外，由于身体出汗过多，水分得不到及时地补充，导致血液黏稠度升高而引发出血性中风。

② "热中风" 的征兆

（1）头痛、眩晕，有时伴有恶心、呕吐等症状。

（2）半身麻木，酸软无力，或一侧面部麻木或口角歪斜，无法正常微笑或控制表情。

（3）言语不清，吐字困难。

（4）哈欠不断，即使在休息充足的情况下，仍频繁打哈欠，这可能是脑动脉硬化、缺血导致脑组织慢性缺血、缺氧的表现。

③ "热中风" 如何自我诊断?

使用FAST原则：F是face，观察面部症状，是否出现口角歪斜、伸舌偏、面瘫等；A是arm，两只手臂平行举起时，是否单侧无力；S是speech，是否有言语不清、表达困难；T是time，时间就是生命，需要尽快拨打120，立即就医。

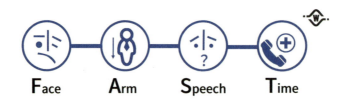

④ 治疗 "热中风" 的药物有哪些?

治疗 "热中风" 的常用的药物类别、作用及其代表药物

类别	作用	代表药物
溶栓药物	直接溶解已经形成的纤维蛋白	尿激酶、巴曲酶、阿替普酶
抗凝药物	限制纤维蛋白进一步形成	肝素钠、华法林、利伐沙班、达比加群酯
血小板抑制剂	抑制血小板聚集	阿司匹林、氯吡格雷、替格瑞洛

续表

类别	作用	代表药物
自由基清除剂	清除大脑的氧自由基，提高脑组织对缺血、缺氧的耐受性	依达拉奉
钙离子拮抗剂	阻止钙离子进入，抑制平滑肌收缩	尼莫地平、桂利嗪、氟桂利嗪
α 受体阻断剂	直接作用于血管平滑肌，扩张血管	尼麦角林、罂粟碱
脑代谢改善药	改善大脑血液的循环	胞磷胆碱、神经节苷脂
其他的新型组胺类药物	新型组胺类药物，如组胺 H_1 受体激动剂，扩张毛细血管，改善血管微循环	倍他司汀

预防
小贴士

1.不吸烟，不酗酒，饮食清淡，多喝水，多吃新鲜的蔬菜和水果，倡导健康的生活方式。

2.保持平稳的情绪，遇事不急躁暴怒。

3.积极治疗原发病，提高自我防范的意识。对于高血压、高血糖、高脂血症、动脉粥样硬化等各种心脏病患者，应在医生的指导下合理用药，不可间断或自行停药，定期评估血管的条件。

4.避免室内外的温度差过大，切莫频繁在"高压锅"与"电冰箱"模式间切换。

大暑节气养生药膳

大暑时，暑湿之气较重，易入侵人体，容易出现食欲不振、脘腹胀满、肢体困重等现象。在饮食方面，宜多吃燥湿健脾、益气养阴的食物，如薏苡仁、赤小豆、茯苓、山药、南瓜、冬瓜等。

养生茶——大暑养生茶

原料： 藿香、白扁豆、薏苡仁、金银花。

制作： 将原料分别清洗干净，用适量水浸泡30分钟。把所有的材料放入瓦煲内，加入适量水，用大火煮沸，转小火继续煮40分钟，即可饮用。

功效： 清热解暑，健脾祛湿。

适应人群： 平和质、湿热质、痰湿质。

养生粥——荷叶粥

原料： 新鲜荷叶50g，粳米200g，白糖适量。

制作： 将荷叶洗净，剪去蒂部待用。将粳米加水煮粥，将荷叶盖于粳米上，粥熬好后，揭去荷叶，在粥内加入适量的白糖即可食用。

功效： 清暑益气，利湿降脂。

适应人群： 平和质、湿热质、气虚质、痰湿质。

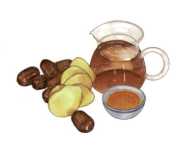

立秋至，膏蟹肥，痛风患者还能把酒持蟹螯吗？

> 立秋，七月节。秋，揪也，物于此而揪敛也。
>
> ——《月令七十二候集解》

秋日寻诗独自行，藕花香冷水风情。

一凉转觉诗难做，付与梧桐夜雨声。

——宋·方岳《立秋》

秋风起，蟹脚痒；菊花开，闻蟹来。立秋后，吃大闸蟹的时节即将来临，同时也是痛风的高发期。黄酒配螃蟹，面对如此美味，痛风患者不禁犯了难：喜欢吃，却又不敢吃，担心痛风再次发作。那么，对于痛风或尿酸高的人，还能安然享受这份美味吗？痛风患者该如何放心饮食？

❶ 痛风是如何发生的？

痛风是指因血液中尿酸过高，形成结晶而沉积在关节、组织中，造成多种损害的一组疾病，严重者可并发心脑血管疾病、肾功能衰竭，最终可能危及生命。其是糖尿病、代谢综合征、血脂异常、慢性肾脏病和脑卒中等疾病发生的独立危险因素。高尿酸血症和痛风是同一疾病的不同状态，血尿酸水平升高是高尿酸血症和痛风及其相关合并症发生、发展的根本原因，而血尿酸水平波动易诱发痛风的急性发作。

近年来，痛风和高尿酸血症的发病率持续上升，发病年龄趋于低龄化。流行病学调查显示，我国高尿酸血症的患病率已高达 13.3%，痛风患病率为 1.1%。高尿酸血症已成为我国仅次于糖尿病的第二大代谢性疾病。

随着生活水平的提高，饮酒、肥胖、大量进食高嘌呤食物等都会使血尿酸水平升高。因此，科学防治刻不容缓。

对痛风和高尿酸血症患者的营养和生活方式的建议如下：

- 每周有 150～300 分钟的中等强度锻炼。
- 将体重控制在 BMI ＜ 25kg/m²。
- 每天至少饮水 2L。

② 痛风患者能吃大闸蟹吗？

相关的指南推荐，正常人每日可摄入嘌呤 600～1000mg。而痛风患者在急性发作期的嘌呤摄入量应控制在 150mg 以内，在缓解期也应遵循低嘌呤的饮食原则，但可稍放宽限制。

大闸蟹属于中等嘌呤食物，如果想吃，控量很重要。一般将食物按嘌呤含量分为三类：高嘌呤食物（嘌呤含量为 150～1000mg/100g）、中等嘌呤食物（嘌呤含量为 25～150mg/100g）、低嘌呤食物（嘌呤含量小于 25mg/100g）。

属于高嘌呤食物的海鲜有：沙丁鱼、白带鱼、白鲳鱼、牡蛎、蛤蜊等。无论在急性期还是缓解期，痛风患者均应少吃或避免吃这类食物。属于中等嘌呤食物的海鲜有鳕鱼、鲑鱼、金枪鱼、龙虾、乌贼、螃蟹等。在缓解期可适量选择这类食物，建议食用量不超过 120g/天，并且不要集中在一顿吃完，以免诱发痛风。

③ 痛风患者应该如何预防？

参考 2022 年英国国家卫生与临床优化研究所发布的痛风的诊断和治疗指南以及结合专科医生的意见，高尿酸血症的诊断不分性别，无论男性还是女性，非同日 2 次的血尿酸水平超过 360μmol/L 为诊断标准。不同阶段的降尿酸的治疗方案也不一样，根据高尿酸血症和痛风的不同阶段来选择降低血尿酸的理想目标。另外，单纯高尿酸血症的患者，即使没有痛风症状，也需要降尿酸治疗。

根据我国 2021 年的《痛风基层合理用药指南》，对于符合以下临床情况的痛风患者可以开始药物降尿酸治疗（特别提示：需要注意降尿酸药物的不良反应）。①痛风性关节炎发作 ≥ 2 次 / 年；②痛风性关节炎发作 1 次且同时合并以下任何 1 项：有痛风石、泌尿系结石、慢性肾脏病 3 期以上。

以下患者建议结合专科医生的意见决定降尿酸的治疗方案。痛风性关节炎发作 1 次合并以下任何 1 项：①年龄 < 40 岁；②血尿酸值 > 480μmol/L（8.0mg/L）；③合并高血压、糖耐量异常或糖尿病、血脂紊乱、肥胖、冠心病、脑卒中、心功能不全的患者。

对于无症状高尿酸血症的患者（无关节炎发作、无引起高尿酸血症的明确病因），建议进行非药物治疗观察随诊，6 ～ 12 个月后效果不佳，可考虑转诊。

目前，建议在痛风发作期间开始降尿酸治疗，其效果优于发作控制后。推荐持续药物治疗，直至血尿酸值 < 360μmol/L（6.0mg/L）。建议由专业的医务人员进行患者教育、目标设定等辅助的治疗措施。治疗方案需个体化、分层、达标、长程管理，逐步调整剂量，避免短期内血尿酸水平波动过大而诱发痛风急性发作。

④ 降尿酸药物，如何使用？

根据尿酸的生成和代谢原理，常见的降尿酸药物有两类：第一类能抑制尿酸生成，代表药为别嘌醇、非布司他；第二类能促进尿酸排泄，代表药为苯溴马隆。应综合考虑药物的适应证和禁忌证来选择降尿酸的药物。具体如下所示。

降尿酸药物的分类

分类	药物	剂量	不良反应	注意事项
抑制尿酸生成	别嘌醇	初始每次服用50～100mg/天；每2～4周增加50～100mg/天；最大的剂量为600mg/天；肾功能损坏CKD3～4期患者的最大的剂量为200mg/天	皮疹、胃肠道症状、肝功能损害、骨髓抑制等	1.别嘌醇超敏反应禁用 2.与硫唑嘌呤和巯嘌呤合用时，后者的用量要减少
	非布司他	起始剂量为20mg/天，2～4周可增20mg/天；最大的剂量为80mg/天；轻、中度肾功能不全的患者无须调整剂量	肝功能损害、恶心、皮疹、关节痛	1.不推荐用于无症状的高尿酸血症，用前需检查肝功能 2.潜在的心血管风险，合并心脑血管疾病的老年人慎用 3.禁止与硫唑嘌呤和巯嘌呤合用
促进尿酸排泄	苯溴马隆	起始剂量为25mg/天，2～4周可增加25mg/天；最大的剂量为100mg/天	胃肠不适、恶心、呕吐、腹泻、皮疹	1.肾结石患者禁用 2.合并慢性肝病患者慎用 3.碱化尿液，尿液pH控制在6.2～6.9

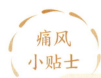

痛风小贴士

　　吃大闸蟹时，很多人会搭配喝黄酒。中医认为螃蟹性寒，配黄酒可以驱寒，但对于痛风患者来说，不建议饮酒。因为酒精在体内代谢可以变成乳酸，乳酸竞争性抑制尿酸在肾脏的排泄，从而导致尿酸排出减少、血尿酸水平升高，容易引起痛风的急性发作。

痛风患者可以饮用一些低嘌呤的饮料，如苏打水、汽水、矿泉水、茶、咖啡等。其中，苏打水含碳酸氢钠，可以碱化痛风患者的尿液，增加尿酸在尿中的可溶性，促进尿酸的排出。

饮食辅助尿酸控制在稳定的水平，对痛风患者来说也至关重要。高尿酸血症和痛风患者建议由专业人士进行生活方式上的干预和相应的生活指导。

立秋节气养生药膳

秋季燥气当令，易伤津液，故饮食应以滋阴润肺为宜。《饮膳正要》中提到："秋气燥，宜食麻以润其燥，禁寒饮。"秋季时节，可适当食用芝麻、粳米、蜂蜜、枇杷、菠萝、乳品等柔润的食物，以益胃生津。

养生菜——糖醋鲜藕

原料： 藕、冰糖、食醋、生抽、老抽、淀粉、小葱。

制作： 将藕去皮并切成丁，将小葱切段。热锅下藕丁，翻炒至有藕香味，加入适量的生抽、老抽、冰糖，翻炒均匀。用3g淀粉兑少量的水淋入锅中并大火收汁，关火后放入一勺醋翻炒均匀，盖上锅盖靠余温焖1分钟，撒葱段即可出锅。

功效： 清热解暑，消食止渴。

适应人群： 平和质、瘀血质、湿热质。

养生粥——生地粥

原料： 新鲜生地黄 150g，粳米 50g，冰糖适量。

制作： 将生地黄洗净，用纱布包好，捣烂挤汁备用。将粳米入砂锅，加水 500mL，用文火熬煮，待粥将熟时，调入生地黄汁，加入冰糖，搅匀稍煮片刻即可。

功效： 养阴生津，清热凉血。

适应人群： 平和质、阴虚质、气郁质。

养生粥——百合粥

原料： 百合 30g，粳米 50g，冰糖适量。

制作： 先将百合剥皮去须，洗干净后切碎，与糯米一同放入砂锅，加水 400mL 左右，用文火熬煮至米烂汤稠，待粥将熟时，加入冰糖搅匀，稍煮片刻即可。

功效： 润肺止咳，养心安神。

适应人群： 平和质、阴虚质、气郁质。

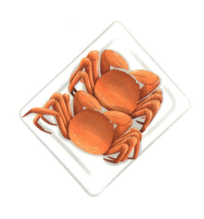

处暑秋意浓，运动解秋乏
——运动损伤不可小觑

> 处暑，七月中。处，止也，暑气至此而止矣。
>
> ——《月令七十二候集解》

处暑无三日，新凉直万金。

白头更世事，青草印禅心。

放鹤婆娑舞，听蛩断续吟。

极知仁者寿，未必海之深。

——宋·苏泂《长江二首》

处暑是秋季的第二个节气。处暑过，暑气止。暑热渐退，人体的生理机能也开始进入周期性休整的阶段，人容易感到疲惫乏力，也就是我们常说的秋乏。适当运动可以使身体尽快度过秋乏的调整期，赶走疲劳。在体育运动中，难免会碰到肌肉酸痛、关节不适等情况。科学认知运动损伤，了解合理用药的常识及正确的处理措施，能帮助我们顺利解秋乏。

❶ 什么是运动损伤？

运动损伤是人们在进行运动锻炼过程中发生的、造成人体组织或器官的解剖结构损伤或生理功能紊乱的一类伤害。运动损伤的临床表现分为急性期和慢性期。如果没有获得及时的专业诊疗，急性伤痛往往会转变为慢性损伤，对患者的运动功能造成限制的同时也会降低其生活质量。

❷ 常见的运动损伤有哪些？

根据受伤的组织，一般可分为以下几类：皮肤损伤，如擦伤；肌肉损伤，如挫伤、拉伤；关节、软骨或骨损伤，如踝关节扭伤、骨折；神经损伤。

❸ 合理用药，改善运动损伤

（1）缓解疼痛：运动损伤一般都可能伴随疼痛，最常用的是非甾体类镇痛贴膏，其能有效去除局部炎症因子，从而减轻疼痛。若疼痛难耐，可适当口服止痛药。缓解疼痛的药物分类如下所示。

缓解疼痛的药物分类

分类	常用的药物	适用的损伤类型	注意事项
非甾体类镇痛药外用制剂	氟比洛芬凝胶贴膏、洛索洛芬钠凝胶贴膏、双氯芬酸钠软膏、酮洛芬凝胶	肌肉拉伤、关节扭伤、软组织挫伤	受伤后先进行冰敷处理，至少24小时后方可用药；不得用于皮肤损坏处及感染性创口
口服非甾体类镇痛药	布洛芬缓释胶囊、双氯芬酸钠、洛索洛芬钠、塞来昔布胶囊	各种类型	可能会对肠胃造成伤害，胃溃疡患者应当慎用

（2）处理擦伤：擦伤可能会出现局部破损、出血等，如伤口不太严重，没有活动性出血，可用消毒药处理，必要时涂抹抗生素软膏以防止擦伤处的感染；如伤口较大、较深，出血量较大，建议及时就医。处理擦伤的药物分类如下所示。

处理擦伤的药物分类

分类	常用的药物	适用的损伤类型	注意事项
外用消毒药	碘伏、双氧水、生理盐水、75%乙醇	破皮擦伤	如果对碘过敏，出现红肿、瘙痒等症状，可用双氧水等同类药物替换
抗生素软膏	红霉素软膏、莫匹罗星软膏、夫西地酸软膏	破皮擦伤	使用前需先将患处彻底清洗干净，以免污染药膏

（3）消除红肿：运动后如出现局部疼痛肿胀、皮下出血，同时伴有活动明显受限等症状，可外用活血化瘀、通经活络的中药，也可口服相应的药物。消除红肿的药物分类如下所示。

消除红肿的药物分类

分类	常用的药物	适用的损伤类型	注意事项
外用药	云南白药气雾剂、消痛贴膏、麝香跌打风湿膏、跌打药酒、红花油	肌肉拉伤、关节扭伤、软组织挫伤	受伤后先进行冰敷，使毛细血管收缩，减轻疼痛和肿胀，48小时后方可使用活血化瘀类的药物；如皮肤有破损、出血时，禁用外敷类的活血化瘀药物
口服药	云南白药胶囊、跌打丸、三七片、七厘胶囊	肌肉拉伤、关节扭伤、软组织挫伤	孕产妇禁用

**用药
小贴士**

Q1：一些药盒上标注了"运动员慎用"的字样。对于这类药品，普通人可以使用吗？会对身体产生负面影响吗？

A1：根据国家药品监督管理局的有关规定，生产含兴奋剂目录所列物质的药品，应在药品包装标识或者产品说明书上注明"运动员慎用"的字样，药品本身并无问题。我们生活中的很多常见的药物，如云南白药的各种剂型、骨痛贴膏、复方甘草片、氨酚美敏片、强力枇杷露、美托洛尔等，其包装上均有"运动员慎用"的字样。运动员之所以要慎用这些药，并不是药品安全性出了问题，而是它们所含的某些成分可能影响比赛成绩，破坏比赛公平的原则。而对于普通人来说，只要遵循医嘱，在医生和药师的指导下按照正常的剂量和频率服药，就是安全的。

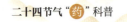

Q2：发生运动损伤后，什么时候冰敷？什么时候热敷？

A2：在发生运动损伤的 3 天内，冰敷是最推荐的方式。通过冰敷，有助于收缩血管，让局部的渗出明显减少，起到消肿镇痛的作用。每次冰敷的时间控制在 20 分钟以内，切不可持续冰敷过久，导致冻伤。在受伤 3 天以后，可以适当进行热敷。热敷的温度不宜过高，使用 40℃ 左右的温水进行热敷是最适宜的，可以起到活血化瘀的作用。

Q3：如何预防运动损伤？

A3：运动前热身，注意运动姿势，控制运动强度，选择合适的运动场地，运动后拉伸，必要时使用护具。

处暑节气养生药膳

秋天，雨水渐少，天气逐渐干燥，在饮食上有所禁忌也可预防秋燥。首先，要多喝开水、淡茶、果汁饮料、牛奶等，并要做到少量多次；其次，要多食新鲜的蔬菜和水果，如鲜藕、生梨、荸荠、胡萝卜、豆腐、黑木耳、蜂蜜等。

养生菜——芡实老鸭煲

原料： 芡实 100～120g，老鸭 1 只，盐 2g。

制作： 将老鸭洗净，将芡实放入鸭腹中，置于砂锅内，加水 1000mL。武火煮开后改文火炖煮 2 小时左右，至鸭肉软烂，加入 2g 食盐调味即可。

功效： 健脾补中，益气养阴。

适应人群： 平和质、阴虚质、气虚质。

养生粥——石斛粥

原料： 鲜石斛 30g，粳米 50g，冰糖适量。

制作： 将石斛以水 200mL 文火久煎取汁约 100mL，再将药汁与粳米一同放入砂锅，加水 400mL 左右，熬煮成稀粥，放入冰糖搅匀。

功效： 益胃生津，滋阴清热。

适应人群： 平和质、阴虚质、气虚质。

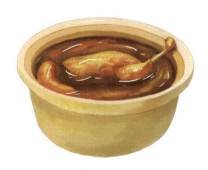

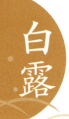

白露时节，慎防哮喘

> 白露，八月节。秋属金，金色白，阴气渐重，露凝而白也。
>
> ——《月令七十二候集解》

秋风何冽冽，白露为朝霜。柔条旦夕劲，绿叶日夜黄。

明月出云崖，皦皦流素光。披轩临前庭，嗷嗷晨雁翔。

高志局四海，块然守空堂。壮齿不恒居，岁暮常慨慷。

——西晋·左思《杂诗·秋风何冽冽》

白露时节，天气转凉，温度骤降。《素问·诊要经终论》提到："七月八月，阴气始杀，人气在肺。"此时，肺气运动在五脏之气中处于主导的地位，肺脏疾病也应当引起重视。通过分析二十四节气门诊患者的就诊人数也可以发现，白露时节的支气管哮喘的患者数量明显增多。

❶ 什么是支气管哮喘？

支气管哮喘是由多种细胞（如嗜酸性粒细胞、肥大细胞、T淋巴细胞、中性粒细胞等）和细胞组分参与的气道慢性炎症性疾病。这种慢性炎症与气道高反应性相关，通常表现为广泛多变的可逆性气流受限，导致反复的喘息、气促、胸闷和/或咳嗽等症状。多在夜间和/或清晨发作、加剧，多数患者可自行缓解或经治疗后缓解。

❷ 药物治疗

目前，虽然临床上在治疗支气管哮喘方面尚无特效方法，但通过长期规范化的药物治疗，可有效地控制哮喘症状，减少复发，甚至实现不发作。

治疗支气管哮喘的药物可分为控制药物和缓解药物。

控制药物又称为维持性药物，是指需要长期、规律使用的支气管哮喘治疗药物。通过稳定的抗炎作用，将哮喘达到并维持临床的控制，主要有吸入性糖皮质激素（包括丙酸倍氯米松、布地奈德、丙酸氟替卡松等）、全身用糖皮质激素、白三烯调节剂、长效 β_2 受体激动剂等。

缓解药物又称急救药物，是指按需求使用的药物。这些药物通过迅速解除气道痉挛从而缓解哮喘症状，主要有短效 β_2 受体激动剂（包括沙丁胺醇和特布他林）、全身用糖皮质激素、短效吸入性抗胆碱能药物等。其一般在数分钟内起效，可维持数小时，是缓解轻中度哮喘急性发作的首选药物。需要注意的是，长期、单一使用短效 β_2 受体激动剂可造成细胞膜 β_2 受体的下调，出现耐药现象。

具体如下。

治疗支气管哮喘的药物介绍

药物	用法、用量	注意事项
二丙酸倍氯米松（CFC）	成人及 12 岁以上的青少年的剂量：低剂量为 200～500μg/天；中剂量为 >500～1000μg/天；高剂量为 >1000μg/天	①严重高血压、糖尿病、胃及十二指肠溃疡、骨质疏松症、精神病史、癫痫病史以及青光眼患者禁用 ②儿童、孕妇及哺乳期女性慎用
二丙酸倍氯米松（HFA）	成人及 12 岁以上的青少年的剂量：低剂量为 100～200μg/天；中剂量为 >200～400μg/天；高剂量为 >400μg/天	③少数患者可出现鼻咽部干燥或烧灼感、打喷嚏、味觉及嗅觉改变以及鼻出血等 ④如鼻腔伴有细菌感染，应同时给予抗感染治疗
布地奈德	成人及 12 岁以上的青少年的剂量：低剂量为 200～400μg/天；中剂量为 >400～800μg/天；高剂量为 >800μg/天	①吸入剂、鼻喷雾剂：只用于 6 岁以上的儿童 ②可能发生以下的不良反应：轻度喉部刺激、咳嗽、声嘶；口咽部念珠菌感染，过敏反应（皮疹、接触性皮炎、血管性水肿和支气管痉挛）；精神症状（抑郁和行为障碍等） ③每次用药后要漱口

续表

药物	用法、用量	注意事项
环索奈德	成人及 12 岁以上的青少年的剂量：低剂量为 80～160μg/天；中剂量为＞160～320μg/天；高剂量为＞320μg/天	①运动员慎用 ②常见的不良反应：反常性支气管痉挛 ③哮喘持续状态或者哮喘急性发作期的患者不得使用环索奈德
丙酸氟替卡松	成人及 12 岁以上的青少年的剂量：低剂量为 100～250μg/天；中剂量为＞250～500μg/天；高剂量为＞500μg/天	①本品应慎用于活动期或静止期肺结核的患者 ②利托那韦可使本品的血药浓度大幅度增加，应避免同时应用 ③少数可出现嗓音嘶哑和口腔、咽部念珠菌感染，应嘱患者用药后漱口。长期大量吸入糖皮质激素有可能引起全身作用，导致继发性肾上腺皮质功能不全等不良反应 ④本品主要用于哮喘长期的常规治疗，而不适用于缓解急性哮喘的症状

注：CFC 为氯氟烃，HFA 为氢氟烷，均是抛射剂的种类。

❸ 治疗误区

（1）很多患者和家属认为，哮喘症状一旦得到缓解，即为治愈，便停止了治疗，导致哮喘反复发作，气道重塑，引起肺气肿等严重的并发症，是哮喘严重发作，甚至患者死亡的重要因素。在哮喘得到控制后，应至少维持 3～6 个月的治疗，由医生根据情况制订下一步的治疗计划。

（2）一些患者认为，使用激素类药物会对身体产生很多副作用，包括高血压、糖尿病、骨质疏松等。目前，吸入性糖皮质激素是治疗哮喘的首选药物。药物经口腔直接作用于呼吸道，通过血液循环进入全身的药物浓度非常低，一般不会造成严重的副作用。

（3）部分患者认为哮喘是炎症，应该使用抗生素。虽然哮喘是一种炎症，但它并不是由细菌感染引起的，正确的治疗药物应该是能够舒张支气管并且有抗过敏作用的。无指征使用抗生素不仅浪费医疗资源，也易使细菌产生耐药性。

生活
小贴士

支气管哮喘是一种比较复杂的慢性疾病，其控制水平和药物治疗的效果受多种因素的影响，包括患者的药物使用、心理状态、生活环境、个体差异等。因此，患者在遵循医嘱的前提下，应保持心情愉悦，情绪平和；维持室内空气通畅，居住环境清洁，避免接触灰尘和螨虫等过敏原；适当地进行体育锻炼，促进新陈代谢，改善心肺功能；避免致敏食物和刺激性食物的摄入。

白露节气养生药膳

白露时节，秋燥伤人，容易耗人津液，常会出现口咽干苦、大便干结、皮肤干裂的现象，可多吃含维生素的水果、蔬菜。另外，若出现口燥咽干、干咳痰少，可用麦冬、菊花、沙参泡茶喝。饮食以滋阴润肺为主，宜吃性平味甘或甘温之物，宜吃营养丰富、容易消化的平补食品。日常的饮食中，应增加对芝麻、蜂蜜、枇杷、西红柿、百合、乌梅等柔润食物的摄入，以养阴润肺、益胃生津。还应多喝水，以保持肺脏与呼吸道的正常的湿润度，减少秋季支气管哮喘的发病率。

养生粥——沙参枸杞粥

原料： 沙参 15～20g，枸杞 15～20g，玫瑰花 3～5g，粳米 100g，冰糖适量。

制作： 先将沙参煎汁去渣，将药汁与枸杞、粳米一同放入砂锅，加适量清水，用文火炖煮，待粥将熟时加入玫瑰花和冰糖，搅匀稍煮片刻即可。

功效： 滋阴润燥，养血明目。

适应人群： 平和质、阴虚质、气虚质、瘀血质。

养生羹——莲子百合羹

原料： 莲子、百合、冰糖。

制作： 将莲子去芯，与百合一同放入砂锅，加适量的清水。文火煮至莲子烂熟，再加冰糖，搅匀稍煮片刻即可。

功效： 清肺润燥，止咳安神。

适应人群： 平和质、阴虚质、气虚质、气郁质。

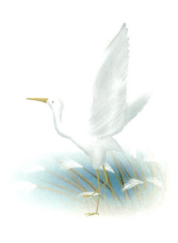

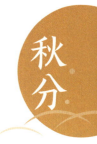

秋日平分气转清，但是骨头不能"松"

> 秋分，八月中。分者，半也。此当九十日之半，故谓之分。
>
> ——《月令七十二候集解》

遇节思吾子，吟诗对夕曛。

燕将明日去，秋向此时分。

逆旅空弹铗，生涯只卖文。

归帆宜早挂，莫待雪纷纷。

——清·柴静仪《秋分日忆子用济》

"秋分者，阴阳相半也，昼夜均而寒暑平。"秋分日后，太阳光直射位置南移，北半球昼短夜长，气温逐日下降。随着日照时间的缩短，人体内的骨代谢相关激素合成减少，例如维生素D和甲状旁腺激素水平会随气候季节的变化而变化，这会导致一些骨质疏松症患者的骨脆性增加、骨折发生率升高。因此，在秋冬季节，做好骨质疏松症的科学防治更为必要。

❶ 什么是骨质疏松症？

骨质疏松症是一种以骨量低下，骨微结构损坏，导致骨脆性增加，易发生骨折为特征的全身性骨病。通俗来讲，其就是骨骼的密度下降而引起骨强度降低。

骨质疏松症可发生于任何年龄，但多见于绝经后的女性和老年男性。2018年，国家卫生健康委员会公开发布的首个中国骨质疏松症流行病学调查的结果显示：50岁以上人群的骨质疏松症的患病率为19.2%，其中，女性的患病率达 32.1%，而 65 岁以上老年女性的骨质疏松症的患病率更是达到了 51.6%。据推测，随着我国人口老龄化进程的推进，至 2050 年，我国 50 岁及以上的男性和女性中的骨质疏松症的患病率会分别升至 7.46% 和 39.19%。

② 如何诊断骨质疏松症?

当发生急性或慢性腰背痛、身高变矮、脊柱侧凸、驼背、胸廓畸形，甚至同时伴有胸闷、气短、呼吸困难等症状时，或已经发生髋部或椎体脆性骨折，建议寻求医生的帮助。

医生在诊疗过程中通常会采用双能 X 射线吸收（简称 DXA）测定骨密度。DXA 检查后，报告会给一个数值（主要为 T 值），常以髋部、腰椎为主。数值大于 -1.0，是正常的骨量；-2.5 到 -1.0 之间，是低骨量；-2.5 以下可以诊断为骨质疏松症。负值越低，说明骨质疏松的程度越严重。诊断标准如下。

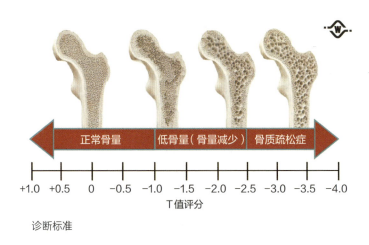

诊断标准

明确诊断为骨质疏松症或对于骨量低下合并脆性骨折的患者，建议治疗；而仅诊断为骨量低下的患者，根据情况酌情治疗。

③ 如何治疗骨质疏松症?

骨质疏松症的基础治疗，包括晒太阳、补充膳食营养、运动和药物治疗等。国内外的指南均指出，钙和维生素D的充足摄入是防治骨质疏松症的基础药物。

那么，只补充维生素D和钙能完成抗骨质疏松的过程吗？答案是，不能！

因为在我们体内，同时存在成骨细胞和破骨细胞，只关注"促进成骨"，而忽视"抑制破骨"，骨吸收导致的骨量减少依旧严重。对于很多骨质疏松的人群，尤其是老年骨质疏松症患者，仅补充维生素D和钙仍然不能有效治疗骨质疏松症，往往还需要额外服用其他的抗骨质疏松的药物，从骨量"开源"和"节流"等路径进行调控。所谓"节流"，就是减少骨量的丢失，该类药物称为骨吸收抑制剂，常用的药物有双膦酸盐、降钙素、雌激素、选择性雌激素受体调节剂等。所谓"开源"，就是增加身体的骨量。这类药物被称为骨形成促进剂，比如甲状旁腺激素类似物。也有药物同时具有"开源"和"节流"的作用，比如锶盐类药物。此外，近年来上市的地舒单抗也属于骨吸收抑制剂，可以持续提升各骨骼部位的骨密度，降低骨折发生率的同时，不良反应的发生率也降低。另外，一些中药制剂也被证明具有抗骨质疏松的作用。原发性骨质疏松症的药物治疗如下所示。

原发性骨质疏松症的药物治疗

药物种类	用药指征	治疗药物
骨营养补充药	用于骨化三醇和钙减少所致的骨质疏松症	● 碳酸钙（或碳酸钙+维生素D_3） ● 阿法骨化醇、骨化三醇
抑制骨吸收药	用于破骨细胞骨吸收功能活跃所致的骨质疏松症	● 阿仑膦酸钠、唑来膦酸、利塞膦酸钠 ● 雷洛昔芬 ● 鲑降钙素、依降钙素 ● 地舒单抗
促进骨形成药	用于成骨细胞活性减弱所致的骨质疏松症	● 特立帕肽
其他机制类	兼用于破骨细胞和成骨细胞功能失调所致的骨质疏松症	● 雷奈酸锶、依普黄酮

④ 药师用药交代

抗骨质疏松的药物治疗和其他的慢性病一样，需要长期、个体化的治疗，因此，对于不同的患者，用药方案也各不相同，需要在医生的指导下用药，不可随意更换治疗药物或停止用药。

● 阿法骨化醇或骨化三醇禁用于对维生素D及其类似物过敏和高钙血症的患者，建议定期检查血钙和尿钙的水平。

● 服用阿仑膦酸和利塞膦酸时，宜在餐前30分钟在直立位下用200mL清水送服，服药后30分钟内不宜卧床。

● 阿仑膦酸、利塞膦酸和唑来膦酸的最常见的不良反应为发热，其他常见的有流感样症状，如寒战、疲劳、无力和疼痛。骨骼肌肉疼痛有肌痛、关节痛、骨痛和背痛，但其不良反应多为轻度和一过性的，多数情况下无须特殊处理，会在24～48小时内自动消退。

● 地舒单抗的主要的不良反应包括低钙血症、严重感染（如膀胱炎、上呼吸道感染、肺炎、皮肤蜂窝织炎等）、皮疹、皮肤瘙痒、肌肉或骨骼疼痛等，多数情况下无须特殊处理，会在24～48小时内自动消退。

● 地舒单抗不应与双膦酸盐合并用药，但必须同时给予钙和维生素D以治疗或预防低钙血症。

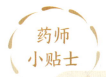

药师
小贴士

骨密度检测虽是"金标准"，但不是诊断骨质疏松症或骨量减少的唯一依据。一旦发生脆性骨折，不管骨密度是否降低，都应该到医院做进一步的检查。

如果已经确诊了骨质疏松症，也不必过分焦虑，通过规范的治疗可稳定或增加骨密度，同时减少骨折的风险。

秋分节气养生药膳

　　秋分之后，凉燥主气，易发生胃肠病或使旧有的胃肠病复发，因此，秋分后养生很重要！在饮食摄养上，要尽量少食葱、姜等辛味之品，适当多食酸味甘润的果蔬。宜多选用甘寒滋润之品，如百合、银耳、淮山、秋梨、藕、柿子、芝麻、鸭肉等，以润肺生津、养阴清燥。

养生茶——利咽茶

原料： 胖大海、枸杞、木蝴蝶。

制作： 将所有的原料放入杯中，注入沸水冲泡，10分钟后即可饮用。

功效： 清热润肺，生津开音。

适应人群： 平和质、阴虚质、气郁质。

养生粥——当归粥

原料： 当归15g，红枣5枚，粳米50g，白砂糖适量。

制作： 用温水将当归浸泡片刻，加水200mL左右，煎浓汁至100mL，去渣取汁，与粳米、红枣一同放入砂锅，再加水300mL左右，用文火煮至米开汤稠，然后放入冰糖，稍煮沸片刻即可食用。

功效： 补益气血。

适应人群： 平和质、阴虚质、气虚质、瘀血质。

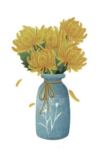

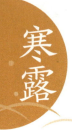

风寒露浓请护"膝"

> 寒露，九月节。露气寒冷，将凝结也。
>
> ——《月令七十二候集解》

袅袅凉风动，凄凄寒露零。

兰衰花始白，荷破叶犹青。

独立栖沙鹤，双飞照水萤。

若为寥落境，仍值酒初醒。

——唐·白居易《池上》

一阵秋风一阵凉，寒雨悠来凉入夜。寒露是秋季的第五个节气，俗话说寒露脚不露，转眼又到了"奶奶补你破洞裤，妈妈喊你穿秋裤"的时节，"一天到晚穿破洞裤儿，到阿婆这个年纪肯定要得风湿！"

① "风湿"是什么？

"风湿"其实并不是一种疾病，而是一大类疾病的简称。

风湿性疾病是一组侵犯关节、骨骼、肌肉、血管及以软组织或结缔组织为主的疾病，发病多较隐蔽而缓慢，病程较长，且大多具有遗传倾向。

除了关节、骨骼、肌肉或者软组织疼痛，风湿性疾病还可以引起心脏、肾脏等多种脏器、系统的损害，其中，多数是由自身免疫系统紊乱导致的疾病。日常谈论的"风湿"，更多是中医所谓的"风湿"，又称为"痹症"，最早见于《素问·痹论》："所谓痹者，各以其时，重感于风寒湿之气也。"这是指以肢体筋骨、关节、肌肉等处的疼痛、酸楚、麻木、关节屈伸不利、僵硬、肿大、变形等为主要表现的病症，有渐进性或反复发作的特点。

就症状表现而言，其相当于风湿性疾病中的类风湿关节炎或骨关节炎。其中，类风湿关节炎是患病率最高、给患者带来痛苦最大的、致残率最高的疾病之一。流行病学调查显示，我国类风湿关节炎患者的总数约为500万，男女比约为1∶4。类风湿关节炎是一种以侵蚀性关节炎症为主要的临床表现的自身免疫病，其基本病理表现为滑膜炎，并逐渐出现关节软骨和骨破坏，最终导致关节畸形和功能丧失，可并发肺部疾病、心血管疾病、恶性肿瘤、骨折及抑郁症等。

❷ 穿破洞牛仔裤、露脚踝，真的会得类风湿关节炎吗？

类风湿关节炎的发病机制目前尚不明确，通常认为是遗传因素、环境因素及免疫系统紊乱等各种因素综合作用的结果。

虽说病因是个谜，但并无有效的证据证明类风湿关节炎的发病跟寒冷、潮湿环境暴露存在直接的相关性。

类风湿关节炎的患者在潮湿、阴冷的环境中感到关节疼痛和肿胀加重，多是由于局部关节液流动减缓，炎症物质易蓄积及血管或神经功能缺陷造成的。

❸ 类风湿关节炎有哪些症状？

典型的症状为晨起时，关节感到僵硬、发紧。通常最先且多发生小关节受累，早期可表现为关节肿痛，以手关节最为常见，其次是足趾关节、膝关节、踝关节、肘关节，且多呈对称性。晚期则出现手指关节（天鹅颈、纽扣花等）和脚趾关节（拇外翻等）畸形。

随着患者病程的延长，致残率升高，在病程1～5年、5～10年、10～15年及≥1年的致残率分别可达18.6%、43.5%、48.1%和61.3%。类风湿关节炎不仅造成患者的身体机能、生活质量和社会参与度下降，亦给患者家庭和社会带来巨大的经济负担。因此，建议发现晨僵、关节肿痛等疑似症状时，及时到医院风湿免疫科早诊、早治，绝大多数的患者可获得良好的治疗效果。

④ 如何治疗类风湿关节炎？

目前，类风湿关节炎的治疗药物主要包括传统的口服药物、新型靶向药物以及生物制剂。医生会根据患者的个体情况，选择 1 种或者 2～3 种抗风湿药物联合用药方案。

《2024 中国类风湿关节炎诊疗指南》建议治疗类风湿关节炎患者时应首选甲氨蝶呤，每周给药 1 次。

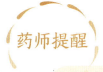

药师提醒

1.在使用甲氨蝶呤治疗的期间，应补充叶酸，常用的剂量为 5mg/ 天，建议在服用甲氨蝶呤 24 小时后给药。

2.服药期间，应定期监测血常规、肝功能和肾功能。甲氨蝶呤的常见的不良反应较轻，包括恶心、口腔炎、腹泻、脱发、皮疹等。少数的患者会出现骨髓抑制、听力损害和肺间质病变，建议遵循医嘱来调整抗风湿的方案。

3.由于甲氨蝶呤存在致畸作用，妊娠期和哺乳期女性禁用甲氨蝶呤；计划受孕前，男女双方均须停用甲氨蝶呤至少 3 个月。

4.对于误服甲氨蝶呤导致药物过量的患者，应及时给予解救药亚叶酸钙，并进行补液或使用碳酸氢钠碱化尿液。

对于存在甲氨蝶呤使用禁忌的患者，可选用来氟米特、柳氮磺吡啶、羟氯喹或生物制剂（TNF-α 抑制剂）、新型靶向药物（JAK抑制剂）进行初始单药或联合治疗。常用的抗风湿药物的分类如下所示。

常用的抗风湿药物的分类

分类	药物
传统的合成药物	甲氨蝶呤、来氟米特、羟氯喹、柳氮磺吡啶、艾拉莫德
新型靶向药物	托法替布、巴瑞替尼
生物制剂	伊那西普、英夫利西单抗、阿达木单抗、托珠单抗

除了上述的口服药物、生物制剂等，我国特有的中成药风湿二十五味丸、尪痹胶囊、珍宝丸和植物提取物白芍总苷、雷公藤等也被推荐用于类风湿关节炎的治疗。

此外，为进一步控制发病期的关节炎症，还可联合使用双氯芬酸钠、塞来昔布等非甾体抗炎药或小剂量的糖皮质激素。

⑤ 都说是药三分毒，关节不痛了，可以不吃药了吗？

不要擅自停药。

类风湿关节炎是一种慢性疾病，我们需要做好打持久战的心理准备。尽管目前还难以根治，但通过长期规范、达标的治疗，可有效缓解临床症状和控制病情。所以，擅自停药或减量都不可取，应该遵医嘱每 1～3 个月定期复诊，配合专科医生进行病情活动度、治疗效果的评估以及药物的不良反应的监测，在医生的指导下调整用药方案。

每年的 10 月 12 日是世界关节炎日。目前，全世界的关节炎患者的数量已超过 4 亿人。在亚洲地区，每 6 个人中就有 1 人在人生的某个阶段患上关节炎——这种世界头号致残性疾病。对关节炎要早预防、早诊断、早治疗，防止致残。同时，也不要忽略禁烟、控制体重、合理饮食和适度关节功能锻炼等生活方式上的改善！

寒露节气养生药膳

寒露节气的饮食调养应以滋阴、润燥、健脾、和胃为宜。古人云："秋之燥宜食麻以润燥"，可见自古在秋季就喜食润燥之物。故在此时，应多食用芝麻、糯米、粳米、蜂蜜、乳制品等柔润的食物；同时，增加鸡鸭、牛肉、猪肝、鱼、虾、大枣、山药等以增强体质；少食辛辣之品，如辣椒、生姜、葱、蒜等，过食辛辣易伤人阴精。

养生菜——柚子鸡

原料：柚子皮 200g，本鸡 1 只，葱、姜、食盐少许。

制作：将鸡肉洗净，将柚子皮的黄绿色外皮削掉，只要白色的内囊，泡水数遍，挤干水分，切块。将葱切成段，将姜切成片。将鸡肉、柚子皮、葱段和生姜一起加入砂锅中炖煮 1 小时，加少许的食盐调味，即可享用。

功效：补肺益气，化痰止咳。

适应人群：平和质、气虚质、痰瘀质、气郁质。

养生粥——芡实粥

原料：芡实粉 30g，粳米（或糯米）50g。

制作：先将芡实煮熟，去壳后晒干，研成细粉，与粳米一同放入砂锅内，以文火慢熬成稀粥。

功效：健脾益气。

适应人群：平和质、气虚质、湿热质。

养生羹——冰糖银耳羹

组成：银耳、冰糖、枸杞。

制作：将银耳先冲洗几遍，然后放入碗内加冷水泡发 1～2 小时左右，然后挑去杂物。将银耳和适量的冰糖放入碗内，再加入适量的冷水，一起隔水炖 2～3 个小时，出锅前加入枸杞，即可享用。

功效：补肺益气，养阴生津。

适应人群：平和质、气虚质、气郁质、阴虚质。

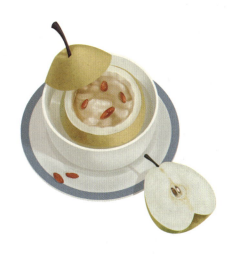

秋将逝，露为霜，腺病毒，要多防

> 霜降，九月中。气肃而凝，露结为霜矣。
>
> ——《月令七十二候集解》

远上寒山石径斜，白云深处有人家。

停车坐爱枫林晚，霜叶红于二月花。

——唐·杜牧《山行》

霜降并不是霜从天而降，而是指气温骤降，使地面上的水汽凝结成霜，为秋天最后一个节气。所谓"霜降杀百草"，中医有"春夏养阳，秋冬养阴"的说法。霜降是秋冬交替的时节，更应注意保养体内的阴气。俗话说："一场秋雨一场寒，十场秋雨要穿棉"。随着突如其来的降温，人们对疾病的抵抗力会下降，尤其要警惕"毒王"腺病毒的感染。

① 什么是腺病毒？

腺病毒（adenovirus，AdV）科由哺乳动物 AdV 和禽类 AdV 两个属组成，其中，人腺病毒（human adenovirus，HAdV）是哺乳动物 AdV 属中的一员。HAdV 是一种无包膜的双链 DNA 病毒，常感染人的呼吸道、胃肠道、泌尿道和结膜等部位，在大规模流行的过程中，其导致的病死率较高。由于婴幼儿的免疫功能尚未发育完全，缺乏相应的体液免疫及细胞免疫，因此，婴幼儿为 HAdV 的易感人群。

❷ 腺病毒的传染源有哪些？

传染源为患者和隐性感染者。病毒由呼吸道和眼结膜分泌物、粪便及尿排出体外，经空气飞沫、密切接触及粪—口途径传播。

❸ 感染 HAdV 后的临床表现有哪些？

HAdV 感染的潜伏期一般为 2～21 天，平均为 3～8 天，患者可能会在症状出现后的 10～14 天内保持传染性。HAdV 感染后可表现为急性上呼吸道感染、肺炎、膀胱炎、脑炎、结膜炎及腹泻等各类型，多数的临床表现为发热、咽痛、咳嗽、咳痰、腹痛、腹泻等。

HAdV 呼吸道感染的潜伏期为 3～8 天。多数感染者的症状较轻或呈自限性，临床表现与流行性感冒相似，多为咳嗽、发热、咽喉痛和流涕。重症患者可能出现胸腔积液、重症肺炎、弥散性血管内凝血等并发症。

HAdV 消化道感染引起的临床症状与普通的消化道症状类似，表现为腹泻、呕吐、脱水和发热，多呈自限性，重症患者可出现严重的并发症，甚至死亡。5 岁以下的儿童易引发急性腹泻。

HAdV 感染是病毒性结膜炎的主要病因之一，潜伏期为 2～14 天，传染性强，可通过物品或患者密切接触而传染。典型的临床表现有起病急、视力模糊、滤泡增生、假膜形成和耳前淋巴结肿大等，病程较长。

❹ 为什么泳池容易暴发大规模的聚集性的 HAdV 感染？

HAdV 高度稳定，可以在水中长时间存活，人们在游泳池中通过摄入、吸入或直接眼睛接触受污染的水而感染 HAdV。消毒不合格的室内泳池是近年来传播、感染 HAdV 的主要场所之一；同时，水中游泳者过多、过度拥挤也会影响消毒效果，因此，这可能是潜在的不安全条件并导致感染。

❺ 抗 HAdV 感染有相应的药物治疗吗？

目前，针对 HAdV 感染的治疗，无特效的抗病毒药物。感染 HAdV 后，症状较轻者能通过自身免疫自愈，具有自限性；对较重者予以对症治疗，如纠正电解质紊乱、减轻呼吸道阻塞、缓解呼吸困难、防止继发感染等综合治疗。在抗病毒作用方面，利巴韦林、阿昔洛韦、更昔洛韦对HAdV的疗效尚不确切，因此不推荐使用。西多福韦通过抑制病毒复制来治疗免疫低下儿童的腺病毒肺炎仅有个案报道，其疗效和安全性尚未确定。

❻ 什么样的情况需尽快就医？

如若出现反复或长时间的高热不退、呼吸困难或持续不断咳嗽、多次呕吐或腹泻、视力模糊、精神状态不佳等症状时，应及时就医。

腺病毒预防小贴士

1.避免拥抱和握手，养成七步洗手法的好习惯，不要直接用手去揉眼睛、鼻子等，防止接触传染。

2.在室内打开门窗，使空气得到流通，有助于减少病毒在室内的停留机会。

3.尽量减少去商场、游乐园、游泳馆等公共场所，若必须要出入公共场所，请一定要佩戴好一次性外科口罩，以减少与病毒的接触机会。

4.日常生活中要多锻炼身体，多喝水，多吃新鲜的水果蔬菜，这样可以增强抵抗力，减少腺病毒感染的发生。

5.避免进食生食和饮用生水。生熟食品应分开以避免污染。尽量与腺病毒感染者（包括隐性感染者）实行分餐制，不要一起聚餐。

6.由于腺病毒对酒精、乙醚等常用的消毒剂不敏感，因此，对手、皮肤和黏膜可用碘伏、3%过氧化氢消毒剂进行消毒；被腺病毒污染的物体表面和器具，需要使用含氯、过氧乙酸等的消毒剂消毒或采用加热消毒处理。

7.吸烟有害健康，也会大大降低呼吸道的抵抗力，因此要戒烟。

霜降节气养生药膳

霜降节气里，饮食要多样、适当，粗细要搭配，油脂要适量，甜食要少吃，食盐要限量，三餐要合理，饮酒要节制。宜多食富含抗氧化及清除机体自由基和清除胃肠道有害物质的食品，如甘薯、鲜果、豆制品及海藻类食品。

养生菜——当归生姜炖羊肉

原料：羊肉350g，当归15g，生姜10g，食盐适量。

制作：将生姜去皮切片，将当归洗净备用。将羊肉洗净、切块，放入沸水锅中烫一下，过凉水洗净待用。锅中加适量的清水煮沸，放入姜片、当归、羊肉块，加盖用文火炖至烂熟，放入食盐调味，稍煮片刻，即可食用。

功效：温阳散寒，行气活血。

适应人群：平和质、气虚质、阳虚质、瘀血质。

养生粥——红薯粥

原料： 新鲜红薯 250g，粳米 200g，白砂糖适量。

制作： 将红薯洗净，连皮切成小块，加水与粳米同煮，直至红薯软烂、米花散开、粥呈糊状后，加入白糖，再煮二三沸即可。

功效： 健脾养胃。

适应人群： 平和质、气虚质、痰湿质。

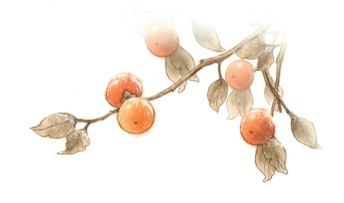

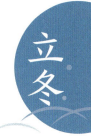

立冬

立冬时节万物藏，警惕可怕的"心动"
——房颤的抗凝治疗不容忽视

> 立冬，十月节。冬，终也，万物收藏也。
>
> ——《月令七十二候集解》

细雨生寒未有霜，庭前木叶半青黄。

小春此去无多日，何处梅花一绽香。

——宋·仇远《立冬即事二首》

北风潜入悄无声，未品浓秋已立冬，立冬通常于每年公历 11 月 7 日或 8 日之间交节，此时太阳到达黄经 225°。立冬，万物活动趋向休止，但由于气温明显下降、感染性疾病多发以及身体生理功能变化，每年立冬后进入心脑血管疾病高发的时期，尤其需要警惕可怕的"心动"——心房颤动导致的中风。

心房颤动（简称房颤）是常见的快速性心律失常。近年来，房颤的发病率呈升高的趋势，常见的临床症状有心慌、胸闷、运动耐量下降等。房颤时，心房收缩功能丧失，容易导致心房内血液瘀滞，继而形成血栓。血栓脱落后随血流散布到全身各处，引起不同部位的栓塞。最常见也是最严重的就是脑动脉栓塞，也就是人们常说的中风、脑卒中。所以，大多数高危的房颤患者需要排除禁忌证后进行抗凝治疗，预防栓塞发生。

❶ 什么是抗凝药物？

抗凝药物是能抑制人体凝血级联反应中一个或多个步骤的药物，包括维生素 K 拮抗剂和新型口服抗凝药，而新型口服抗凝药物又包含直接凝血酶抑制剂及Xa因子抑制剂。

② 常用的口服抗凝药物有哪些?

常用的口服抗凝药物

药物分类	代表药物	常规的用法、用量	注意事项
维生素K拮抗剂	华法林	初始剂量为2～3mg，1日1次，口服，根据国际标准化比值调整剂量	治疗窗较窄，且易受多种药物(如磺胺异噁唑、胺碘酮等)及食物的影响，需常规监测凝血功能
直接凝血酶抑制剂	达比加群酯	150mg，1日2次，口服，胶囊不可拆开服用；出血风险高的患者可考虑110mg，1日2次	合并机械人工瓣膜或中重度二尖瓣狭窄(常为风湿性二尖瓣狭窄)的房颤患者禁用。另外，严重肝、肾功能不全的患者也不宜应用。新型口服抗凝药物与某些药物联用(克拉霉素、利福平等)时也需要进行剂量调整
Xa因子抑制剂	利伐沙班	20mg，1日1次，餐时服用；若存在高出血风险等，可调整为15mg，1日1次	
	艾多沙班	60mg，1日1次，口服；若存在高出血风险等，可调整为30mg，1日1次	

③ 食物对华法林的影响

维生素K含量高的食物会降低华法林的药效(国际标准化比值降低)，主要为绿色蔬菜。维生素K含量高的食物包括菠菜、西兰花、西芹、芦笋、生菜、韭菜、莴苣、青椒、大葱、黄豆、大豆油、荠菜、绿茶等。维生素K含量低的食物包括面包、谷物、肉类、奶制品、清凉茶和红茶(绿茶属例外)、咖啡和可乐。

注意：华法林会与很多药物(如磺胺异噁唑、胺碘酮等)、中草药(丹参、当归、人参等)及食物产生影响，在开始、停止服用或改变任何药物的剂量时，请告知医生或药师，避免影响华法林疗效或者产生不良出血的事件。不必特意偏食或禁食某些食物，保持饮食的一贯性，避免饮食上有大幅的波动。此外，服用华法林期间尽量戒烟或避免酗酒。

④ 抗凝患者发生出血的处理

抗凝治疗是房颤患者预防中风的有效方法，但应注意，抗凝药物降低血栓形成风险的同时，增加出血风险，因此，在应用抗凝药物期间，要严密监测可能的出血倾向（如鼻出血、牙龈出血、皮肤不明原因的瘀斑、月经量多等），滋扰性出血一般无须停止抗凝；轻微出血者建议给予支持治疗，如机械迫止血或小手术止血。口服华法林者可推迟给药时间或暂停给药，直至国际标准化比值＜2.0。新型口服抗凝药物的半衰期较短，停药12～24小时后凝血功能即可改善。中重度出血患者可能需要行逆转抗凝、补液、输血、手术等治疗。

**用药
小贴士**

> 立冬时节，气温骤降，有心脑血管疾病的患者更应注意防寒保暖、规律用药，不可擅自停药，减少出汗的体力活动！

立冬节气养生药膳

中医认为，立冬后天气之间的阳气由收变敛，由降变藏，机体阳气渐敛藏于肾水之中。阴阳互根，肾水充足，阳气才能敛藏，肾精也不断化生阳气，抵御寒冷，满足冬天机体新陈代谢的需要。立冬需开始养藏、滋阴补阳，阳得阴助，则生化无穷。饮食调养要遵循"秋冬养阴"的古训，立冬后的调养要记住"养藏"两个字。

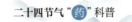

养生粥——参杞粥

原料： 人参 3～5g（或党参 15～20g），枸杞 15g，大枣 5～10 枚，粳米 100g，红糖适量。

制作： 将人参切碎，将枸杞、大枣洗干净，与粳米一同放入砂锅，加适量的清水，用文火煮粥。待粥将熟时，加入红糖，搅匀后稍煮片刻即可。

功效： 补肾益气，养肝明目，健脾止泻。

适应人群： 平和质、气虚质、阴虚质、痰湿质、特禀质。

养生粥——海参粥

原料： 海参 5～10g，粳米（或糯米）100g。

制作： 先用温水将海参浸泡数小时，剖洗干净，切成细片，与粳米（或糯米）一同放入砂锅，加水 500～800mL，用文火煮至海参烂熟、粥黏稠。

功效： 补肾益精，滋阴健脾，调经祛劳。

适应人群： 平和质、气虚质、阴虚质、特禀质。

养生茶——立冬养生茶

原料： 灵芝、枸杞、大枣。

制作： 灵芝切片，红枣去核，和枸杞一起放入养生壶中，加入清水，煮约 15 分钟即可饮用，可以反复加水煮至味道变淡。

功效： 补肾安神，补气养血。

适应人群： 平和质、气虚质、阴虚质、特禀质。

小雪时节火锅忙，有痔青年莫要慌！

> 小雪，十月中。雨下而为寒气所薄，故凝而为雪。小者未盛之辞。
>
> ——《月令七十二候集解》

小雪已晴芦叶暗，长波乍急鹤声嘶。

孤舟一夜宿流水，眼看山头月落溪。

——唐·陈羽《夜泊荆溪》

　　小雪，是冬季的第二个节气。"丸子虾滑，蓄脂御冬"，与这样的冬日最相配的，莫过于一顿热气腾腾的火锅。但鲜香热辣的一顿火锅下去，很多人就"坐不住"了——痔疮犯了。根据多个调查显示，国内痔的发病率在 50% 左右，也就是每两个人中就有一个人患痔，其中 35～59 岁年龄段的患病率最高。

❶ 痔的分类

　　根据发病部位的不同，可将痔分为内痔、外痔和混合痔。没有任何症状的痔不需要治疗，急性发作的表现通常有出血、肿胀、脱出、疼痛、瘙痒和肛门不适等。大多数的新发症状性痔的患者的初始治疗方法为保守治疗，包括膳食、生活方式的改变和局部外用或口服药物以缓解症状。

　　痔的分类如下所示。

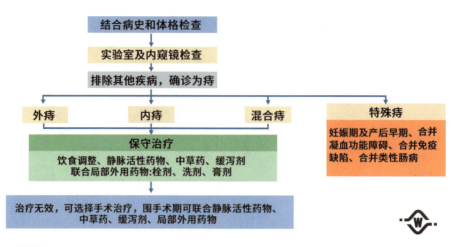

痔的分类

② 痔的药物治疗

根据症状，常用的药物有以下几类。

（1）针对排便困难、疼痛难忍、容易出血的情况，可通过软化粪便或缓慢导泄以减轻出血，减少疼痛，避免加重病情。对症处理的药物通常是缓泻剂，常见的药物如下。

● 口服纤维类缓泻剂：高纤维饮食或膨化剂，如小麦纤维素颗粒、卵叶车前子、车前草。

● 刺激性缓泻剂：番泻叶、比沙可得。

● 粪便软化剂：液体石蜡、种籽油等。

● 渗透剂：乳果糖、氢氧化镁、山梨醇和乳酸等。

（2）减轻疼痛、缓解瘙痒等不适，加速伤口愈合可选择局部外用药物，包括栓剂、软膏和洗剂等。

● 含有麻醉镇痛成分（如丁卡因及利多卡因）的药物：可有效缓解痔相关的剧烈疼痛，使用时间不应超过1周，以避免发生接触性皮炎等不良反应。

● 含激素类成分（如可的松）的药物：可能使痔缩小并缓解相关瘙痒，

建议使用乳膏剂型，不建议选择栓剂，因为此类药物可能使肛周和肛门黏膜变薄以及使损伤风险升高，使用时间不超过 7 日。

● 含硫酸铝成分的外用药物：可通过为创口提供保护屏障来改善伤口愈合，一般的使用时间为 4 周。

（3）需改善血流，减少肿胀时可选择静脉活性药物：可用于治疗急性和慢性痔，其确切的作用机制尚不清楚，但已证明可改善静脉张力、稳定毛细血管通透性和增加淋巴引流，如柑橘黄酮片、地奥司明片、羟苯磺酸钙、草木犀流浸液片等。

❸ 痔的非药物治疗

还可通过非药物治疗以及改变生活习惯的方式，改善痔的情况，减少复发，如：

（1）可选择温水坐浴，以缓解刺激、瘙痒以及肛门括约肌痉挛。

（2）调整饮食结构，包括摄入足量的液体和膳食纤维，形成良好的排便习惯，如厕时间不应过长（不要一边蹲一边阅读、刷手机等）。

（3）避免不健康的生活方式，减少久坐久站，避免饮酒、饮食辛辣。

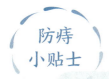

防痔
小贴士

　　痔疮患者可以常做提肛运动。具体的做法是：全身放松，或坐或立或卧均可，摒弃一切杂念，有意收缩肛门，缓慢上提，就像强忍大便一样，然后放松。如此反复数次至数十次不等，一般每组做 30 次，每天做 2 组。这项运动可随时随地进行，办公时、乘车时、看电视时、走路时、休息时都可做，效果很好。

小雪节气养生药膳

雪花飘落，万物收敛，四季的更迭也来到了最后一站。古人认为，小雪时节天空中的阳气继续上升，地中的阴气下降愈发厉害，导致"天地不通，阴阳不交"。小雪虽雪未盛，但气候变化明显，北方适时飘落的雪花，是提醒人们要注意御寒保暖的信号。在饮食上，应该遵循"寒则温之、虚则补之"的原则，要饮食温润、少量常食，比如可多食温补性食物和益肾食品，如腰果、芡实、山药、栗子、核桃、黑芝麻、黑豆、枸杞等。

养生粥——鸡汁粥

原料： 母鸡 1 只（1500～2000g 左右），粳米 100g，食盐适量。

制作： 将母鸡宰杀剖洗干净，切成小块，熬煮浓汁。取鸡汤分次与粳米一同放入砂锅，先用武火煮沸，再改用文火煮粥，待粥将熟时，加入食盐，搅匀稍煮片刻即可食用。

功效： 温中益气，补血益精。

适应人群： 平和质、阳虚质、气虚质。

养生粥——山药桂圆粥

原料： 淮山 50g，桂圆肉 15g，荔枝肉 15～20g，五味子 3～5g，粳米 30～50g，白砂糖适量。

制作： 先将五味子煎水，去渣取药汁，与淮山、桂圆肉、荔枝肉、粳米一同放入砂锅，加适量的清水。用文火煮粥，待粥将熟时，加入白糖，搅匀后稍煮片刻即可。

功效： 滋补心肾，安神固涩。

适应人群： 平和质、阳虚质、气虚质。

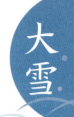

岁暮天寒，"大雪"如期而至
——请收好这份冻疮防治攻略

> 大雪，十一月节。大者，盛也。至此而雪盛矣。
>
> ——《月令七十二候集解》

　　千山鸟飞绝，万径人踪灭。

　　孤舟蓑笠翁，独钓寒江雪。

　　——唐·柳宗元《江雪》

　　大雪，标志着仲冬时节正式开始。该节气期间，天气更冷，降雪的可能性比小雪节气的更大，气温显著下降，降水量增多，多出现极寒的天气，冻疮易发。

❶ 冻疮的病因及表现

　　冻疮是暴露于低温和高湿度环境综合作用所致的一种局限性炎性损害。在湿冷的刺激下，末梢皮肤血管的痉挛性收缩，血流受阻，组织缺氧，继而发生冻疮。冻疮易发生于手、足、耳垂、鼻尖、面颊等部位，一般表现为局部皮肤出现红斑、肿块，伴有发痒，严重者可发生水疱，破裂形成糜烂或溃疡。

❷ 哪些是冻疮的高危人群？

　　（1）儿童：儿童在接受寒冷的刺激后皮下毛细血管发生痉挛，引起局部血液循环障碍，进而形成冻疮。

　　（2）女性人群：相较于男性，女性对寒冷的适应性差，皮肤对寒冷的抵抗力弱。

（3）血液循环不佳的人群：久坐久站，缺乏运动，或对于患有心脏疾病、血管疾病等末梢循环不佳者，皮肤的御寒能力也相对下降。

（4）生活及工作的环境潮湿的人群：湿冷的环境破坏机体局部血管的收缩与舒张的功能，使皮肤对寒冷的耐受性差。

❸ 冻疮的治疗

冻疮的治疗需要药物和物理治疗两种方式双管齐下，并根据冻疮的严重程度和症状表现进行个体化治疗。冻疮的治疗分类如下所示。

冻疮的治疗分类

分类	治疗方式
症状轻、未形成溃疡者	物理治疗包括按摩和温水湿敷，忌用热水。药物治疗包括使用涂抹冻疮膏、樟脑软膏等促进血液循环，改善微循环，增加血流量。另外，使用冻疮膏等软膏的时候可以搓搓以帮助吸收，搓到皮肤发红即可，不要使冻伤面破溃
已发生水疱或溃疡者	涂抹乳酸依沙吖啶乳膏，用药时需要注意该药膏不可与含氯溶液、氯化物、碘化物、苯酚或碱性药物一起合用，否则会降低药效
溃烂且已出现感染者	高锰酸钾1∶5000稀释后清洗，涂抹红霉素软膏或者林可霉素软膏治疗感染。用药时需要注意红霉素不可与林可霉素合用，两者互相拮抗，影响药效
严重瘙痒者	可以使用抗过敏药物（如扑尔敏、赛庚啶等），用药时需要注意此类药物大多有嗜睡的不良反应。服药期间，不得驾驶车、船，或操作危险的机器

其他治疗冻疮的药物还包括：烟酸可以促进血液循环；维生素E可以维持毛细血管的通透性；肝素钠乳膏可以抑制血小板聚集，用于严重的冻疮的早期。

用药提示：一般的冻疮膏里都含有樟脑成分，而樟脑有刺激性。对于已经破溃的冻疮不宜使用，同时避免接触眼睛或其他的黏膜部位，并且樟脑可以通过胎盘屏障，孕妇慎用。

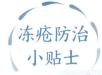

冻疮防治
小贴士

冻疮的预防重于治疗，以下措施都有利于预防冻疮发作。

1.冻疮易发的人群需在皮肤暴露处多加保护，出门前按摩手足、耳廓、面部等易发生血液循环不畅的部位，并涂抹凡士林等护肤品，减少热量散失。

2.潮湿是冻疮的诱因之一，建议注意手脚的卫生，勤洗手、勤换鞋袜，保持手脚干燥。

3.适当锻炼，避免久坐不动。运动能促进全身血液循环，有效预防冻疮。

4.衣袜不宜过紧。

5.适当食用牛羊肉、韭菜、姜汤等温性的食物，以增强身体耐寒的能力。

大雪节气养生药膳

大雪是匿藏精气的时节。由于天气寒冷，人体的生理功能处于低谷期，趋于封藏沉静的状态，人体的阳气内藏，阴精固守，其是机体能量的蓄积阶段，也是人体对能量营养需求较高的阶段。由于冬季寒冷，人体为了保存一定的热量，就必须增强体内的碳水化合物、脂肪和蛋白质的分解作用，以便产生更多的能量满足机体的需要。因此，冬天应多吃富含蛋白质、糖、脂肪和维生素的食物，以补充因天寒而消耗的能量。也宜常食羊肉、鸡肉、虾仁、桂圆、大枣等食物。这些食物中富含蛋白质和脂肪，产热量多，尤其是对于身体虚寒、阳气不足者，可滋补肾阳、温通血脉，促进血液运行，帮助人体抵御寒气。

养生粥——核桃莲子干贝粥

原料： 核桃仁、莲子各 100g，干贝 50g，粳米 250g。

制作： 将核桃仁洗净捣碎；将莲子洗净，剥开两瓣，去心；将干贝用微波炉中火烤 20 秒，取出拆丝；将粳米洗净。把备好的各种食材一齐放入砂锅，加适量的清水，大火煮沸后改小火慢熬 1 小时左右即可食用。

功效： 补脾益肺，养心安神。

适应人群： 平和质、阴虚质、气虚质。

养生菜——火腿烧海参

原料： 水发海参 200g，火腿 50g，黄酒、淀粉、生姜、葱白、酱油、食盐各适量。

制作： 将海参洗净，切成条块，放入滚水中略烫后捞出备用；将火腿切片备用。将炒锅烧热放油之后，加入葱姜煸炒，放入海参、火腿翻炒至六七成熟后，倒入黄酒、酱油、白糖调味，加适量的清水小火煨烤，烧至汤汁浓稠时，用淀粉勾芡即可出锅。

功效： 补肾壮阳益精，补血养心润燥。

适应人群： 平和质、阳虚质、阴虚质、气虚质。

养生汤——猪肾黑豆汤

原料： 猪肾 1 对，黑豆 100g，茴香 5g，生姜 10g，味精、精盐各适量。

制作： 将猪肾剖开，除去内层的白色筋膜，清洗干净，切成小块；将生姜洗净切片。将猪肾与黑豆、茴香、姜片一同放入砂锅，加适量的清水，先用武火烧开，后改文火炖煮，待其烂熟后，加入少许的精盐调味即成。

功效： 补肾强腰，祛风除湿。

适应人群： 平和质、阳虚质、气虚质。

数九寒天起，警惕慢阻肺

> 冬至，十一月中。终藏之气，至此而极也。
>
> ——《月令七十二候集解》

天时人事日相催，冬至阳生春又来。

刺绣五纹添弱线，吹葭六琯动浮灰。

岸容待腊将舒柳，山意冲寒欲放梅。

云物不殊乡国异，教儿且覆掌中杯。

——唐·杜甫《小至》

冬至，又称日南至、冬节、亚岁等。时至冬至，标志着真正的严寒的到来。随着气温的下降，加之气候干燥及雾霾等的影响，慢性阻塞性肺疾病急性发作的可能性增加。因此，在这个阶段预防慢性阻塞性肺病急性加重尤为重要，特别是老年人，更应做好自我防护，才能安稳过冬。

❶ 什么是慢性阻塞性肺疾病？

慢性阻塞性肺疾病，简称慢阻肺，是一种表现为气流阻塞的慢性支气管炎和/或肺气肿，可进一步发展为肺心病和呼吸衰竭的慢性疾病。慢阻肺在临床上具有高致残率和高病死率的特点，全球40岁以上的发病率已高达9%～10%。据世界卫生组织统计，慢阻肺居全球死亡原因的第三位。

❷ 如何做好急性发作的自我评估？

慢阻肺急性发作时，症状包括短时间内胸闷、气短、咳嗽、咳痰突然

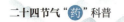

加重；咳痰量增多，且有浓痰；平时的用药不能缓解上述症状。

❸ 治疗慢阻肺的药物有哪些?

慢阻肺常用的药物及其分类如下。

慢阻肺常用的药物及其分类

类别	代表药物	可能发生的不良反应
短效胆碱能受体拮抗剂（SAMA）	异丙托溴铵	头痛、恶心和口干
短效β₂受体激动剂（SABA）	沙丁胺醇、特布他林	少数可出现肌肉震颤、外周血管舒张及代偿性心率加速、头痛、不安、过敏反应等
长效胆碱能受体拮抗剂（LAMA）	噻托溴铵、格隆溴铵、乌美溴铵	口干，通常较轻微且随着持续治疗会逐渐消失
长效β₂受体激动剂（LABA）	福莫特罗、沙美特罗、维兰特罗、茚达特罗、奥达特罗	肌肉震颤、心悸、头痛、口咽部念珠菌感染、咽部轻度刺激、咳嗽和声嘶等
糖皮质激素	吸入性：布地奈德、替卡松；全身用：甲泼尼龙、泼尼松、地塞米松等	口腔念珠菌感染、喉部刺激、咳嗽、声嘶、皮肤挫伤等
茶碱类药物	氨茶碱、多索茶碱	恶心、呕吐、易激动、失眠等

对于稳定期的慢阻肺患者，更推荐优先选择吸入制剂，国内批准用于治疗慢阻肺的药物如下所示。

国内批准用于治疗慢阻肺的药物分类

类别	药品名称	注意事项
LAMA	噻托溴铵粉吸入剂、噻托溴铵吸入喷雾剂	长期使用抗胆碱能药可能导致口干等不良反应
LAMA+LABA	格隆溴铵/福莫特罗吸入气雾剂、茚达特罗/格隆溴铵吸入粉雾剂、乌美溴铵/维兰特罗吸入粉雾剂、噻托溴铵/奥达特罗吸入喷雾剂	长期使用可能有口干、头痛等不良反应

续表

类别	药品名称	注意事项
ICS+LAMA+LABA	布地格福吸入气雾剂、氟替美维吸入粉雾剂	使用后用清水漱口，以减少吸入等药物在口腔和咽部的沉积，避免局部真菌感染
ICS+LABA	布地奈德/福莫特罗吸入粉雾剂	

注：以上的药品仅为内容说明，实际诊断和药物选择时，请就诊并咨询医生和药师。

④ 在急性发作期，该如何用药？

（1）支气管舒张剂：在急性发作期，增加短效的支气管扩张剂的剂量和/或频次，比如 β_2 受体激动剂中的沙丁胺醇或特布他林、抗胆碱能受体拮抗剂中的异丙托溴铵，必要时再加用茶碱类药物。

（2）糖皮质激素：在急性发作期，首先考虑雾化吸入用的糖皮质激素，比如吸入用布地奈德混悬液，必要时再加用口服的糖皮质激素，如泼尼松龙片或甲泼尼龙片。

（3）化痰及抗感染药物：对于痰黏不易咳出的患者，可以选择化痰药，临床常用的化痰药包括乙酰半胱氨酸、盐酸氨溴索、羧甲司坦等。如果患者合并细菌感染，才考虑使用抗菌药物进行抗感染治疗。

预防小贴士

1.戴好口罩，避免吸入干燥过冷的空气，及时增添衣物，同时注意保持室内的湿度。

2.戒烟，减少有害、有毒的气体吸入，尽量避免在雾霾天气下外出。

3.适当锻炼，提高免疫力。

4.进行腹式深呼吸锻炼，每日进行至少2组腹式深呼吸，每组至少10～15分钟，促进肺功能康复。

5.保持健康的饮食，减少摄入高蛋白、高维生素、高热量的"三高"食物，尽量摄入低胆固醇、低脂肪、低糖、低盐的"四低"食物。同时，保持科学规律的作息。

6.重视预防，遵循医嘱服药，切莫病情一有缓解，就自行停止服药，导致病情反复。

冬至节气养生药膳

冬至时，人体内的阳气蓬勃生发，最易吸收食物中的营养并发挥其滋补的功效，适合多吃温热松软的热粥及坚果等滋阴潜阳的膳食。可以适量进食羊肉来滋养脏腑，进食核桃、芋头、枸杞、山药、桑椹等补益肝肾。总体而言，冬至饮食要营养均衡，不宜吃得太油腻或过咸、过辣，少食或远离寒凉的食物，注意适当选用含钙量高的食物。

养生粥——猪肾粥

原料： 猪肾2枚，粳米50g，细葱3根，生姜3片，食盐适量。

制作： 先将猪肾对半剖开，去除内层白色筋膜，洗净后切成细丁，与粳米一同放入砂锅，加适量的清水，用文火熬煮。将生姜、细葱切碎，待粥将熟时，加入葱、姜、食盐，搅匀稍煮片刻即可。

功效： 补肾，强腰，固涩。

适应人群： 平和质、阳虚质、气虚质。

养生菜——胡萝卜炒猪肝

原料： 胡萝卜250g，鲜猪肝250g，生姜、味精、精盐、菜油适量。

制作： 将胡萝卜、生姜、猪肝分别洗干净，将萝卜、生姜切丝（或片），将猪肝切片。在砂锅中倒入菜油，大火加热，先放胡萝卜，将姜丝炒至七八成熟，再下猪肝片，翻炒至刚熟时，调入味精、精盐。

功效： 补血，明目，养肝。

适应人群： 平和质、阴虚质、气虚质。

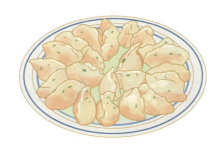

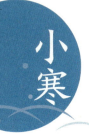

岁末迎小寒，纾解冻结肩

> 小寒，十二月节。月初寒尚小，故云。月半则大矣。
>
> ——《月令七十二候集解》

辛苦孤花破小寒，花心应似客心酸。

更凭青女留连得，未作愁红怨绿看。

——宋·范成大《窗前木芙蓉》

小寒的到来，标志着天气进入一年中最寒冷的时节。"冻结肩"虽然不是冻出来的疾病，却因天气寒冷、气血不畅，更易诱发或者使原来的病情加重。

❶ 什么是冻结肩？

冻结肩也被称作粘连性肩关节囊炎、疼痛性僵硬肩及肩周炎，是一类引起肩关节僵硬的粘连性关节囊炎。临床表现为肩关节周围疼痛，夜间加重，肩关节各个方向的主动活动度和被动活动度降低，且进行性加重，造成肩关节活动受限。

该病好发于 50 岁以上的中老年人，属中医"痹证"的范畴。中医认为其常由睡眠时肩部受凉等引起，但在现代社会，由于生活环境的改变以及手持智能设备等因素，很多人出现了由长时间固定姿势所致的肩关节囊炎症、硬化、挛缩等，进而发展成肩周炎。普遍认证的病理生理学机制是患者的关节囊腋襞内和周围、前上关节囊、喙肱韧带及肩袖间隙最初发生炎症，随后滑膜粘连并纤维化。冻结肩虽然可以自愈，但病程长、容易反复发作，随着病情的发展，还会导致关节内外粘连，在工作和生活中都给患者带来了极大的不便。

② 早期治疗可减轻患者的痛苦，缩短病程

及时就诊、及时治疗，并根据不同的时期和症状的轻重，选择合适的治疗方案，如非手术治疗（药物治疗、康复治疗、注射治疗、生物治疗）、手术治疗、其他治疗（中医等），可以帮助患者减少痛苦，恢复活动能力和功能，缩短病程。

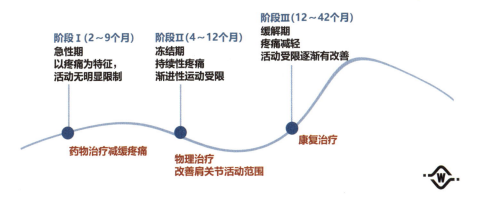

阶段Ⅰ（2~9个月）
急性期
以疼痛为特征，
活动无明显限制

阶段Ⅱ（4~12个月）
冻结期
持续性疼痛
渐进性运动受限

阶段Ⅲ（12~42个月）
缓解期
疼痛减轻
活动受限逐渐有改善

药物治疗减缓疼痛

物理治疗
改善肩关节活动范围

康复治疗

分阶段的治疗

③ 临床常用的治疗药物

冻结肩的发病早期通常以疼痛为主，活动无明显的受限。首选药物进行保守治疗。最常用的药物为非甾体抗炎药（nonsteroidal anti-inflammatory drugs，NSAIDs）。推荐首选外用NSAIDs，其与口服相比，有效性相近，但胃肠道的不良反应显著降低，长期使用较少发生心血管不良的事件。NSAIDs推荐用于急性期和冻结期的止痛治疗，缓解期则以恢复功能康复治疗为主。用于冻结肩治疗的NSAIDs的举例如下所示。

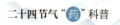

用于冻结肩治疗的NSAIDs的举例

药品	用法、用量	特点
双氯芬酸钠二乙胺乳胶	外用，按痛处面积的大小确定使用量，轻轻揉搓，使药品渗透皮肤，1日3～4次	与口服相比，有效性相近，但胃肠道的不良反应显著降低，长期使用较少发生心血管不良的事件
洛索洛芬凝胶膏	1日1贴，贴于患处	
氟比洛芬凝胶贴膏	1日2次，每次1贴，贴于患处	

注：处方药请依医嘱使用。

　　如疼痛持续存在且为中度以上的疼痛时，可口服NSAIDs。如下所示。

用于治疗冻结肩的口服NSAIDs

分类	药品	抗炎镇痛的用法	每日最大的剂量	特点
非选择性COX抑制剂	吲哚美辛	首剂1次25～50mg，后25mg，1日3次	150mg	药物剂量过大（如超过每日150mg）常使患者出现中枢神经系统的副作用（如头痛、精神状态改变）
	布洛芬	每次200mg，1日3次；餐中或餐后服用	2400mg	用于急性的轻至中度疼痛；对胃肠道的刺激性较小的NSAIDs
	洛索洛芬	慢性炎症疼痛：成人一次60mg，1日3次；急性炎症疼痛：顿服，60～120mg餐后服用	180mg	前体药物，经肝脏转化为活性代谢物发挥作用；吸收入血前对胃肠道无刺激作用
	萘普生	成人初始1日剂量0.5～0.75g，维持量1日0.375～0.75g，分早晨及傍晚2次服用	1.25g	与食物、含镁和铝的食物同服，吸收率降低；与碳酸氢钠同服，吸收加速 适用于因贫血、胃肠系统疾病或其他原因不能耐受阿司匹林、吲哚美辛等NSAIDs的患者。本品抑制血小板的作用较小

续表

分类	药品	抗炎镇痛的用法	每日最大的剂量	特点
非选择性COX抑制剂	双氯芬酸	1日3次，每次50mg	150mg	游离酸制剂与钠盐或钾盐制剂的剂量不同
	氯诺昔康	急性轻度或中度疼痛：每日剂量为8～16mg，分2～3次服用	16mg	可选择性地抑制COX-2，其强度比吡罗昔康稍弱。激活阿片神经肽系统，发挥中枢性镇痛的作用
	美洛昔康	成人7.5mg/天，剂量可增至15mg/天。有严重的肾衰竭患者透析时，剂量不应超过7.5mg/天	15mg	选择性地抑制COX-2，对COX-1的抑制作用弱，有消化系统等不良的反应
选择性COX-2抑制剂	塞来昔布	1日200mg，分2次服用	400mg	对于首个上市的COX-2抑制剂，胃肠道的副作用小；对磺胺类药物过敏者禁用
	艾瑞昔布	口服，1次100mg，1日2次，餐后服用，疗程为8周。多疗程累积用药的时间暂限定为24周	200mg	我国自主研发的非甾体抗炎药为高度选择性COX-2抑制剂。胃肠道不良反应和心血管不良事件的发生率较其他COX-2抑制剂低。对磺胺类药物过敏者禁用
	尼美舒利	成人，每次100mg，1日2次，餐后服用	200mg	具有很强的抗炎、镇痛与解热的作用，且胃肠道的不良反应较少，能抑制炎症过程中的所有的介质
	依托考昔	对于骨关节炎的推荐剂量为30～60mg，1日1次。在服用60mg，1日1次，4周以后的疗效仍不明显时应该考虑其他的治疗手段	60mg（骨关节炎）	起效时间快，半衰期长，1日1次给药

注：处方药请依医嘱使用。

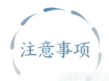

注意事项

1.非选择性环氧合酶（cyclooxygenase，COX）抑制剂：同时抑制COX-1和COX-2，胃肠道、肾等的不良反应较大；可抑制血小板聚集，使出血时间延长。

2.选择性COX-2抑制剂：对COX-1抑制作用无或较少，胃肠道等的不良反应轻，对血小板的活性影响较小，但可能使血栓栓塞事件的危险增加。

3.NSAIDs具有"封顶"效应，不可超量给药。

4.不推荐两种NSAIDs联用。

此外，NSAIDs虽然在一定的程度上缓解疼痛，但并不能阻止肩周炎自然病情的进展。若口服药物的效果不明显，可考虑关节腔注射药物治疗。常用的注射治疗药物如下所示。

常用的注射治疗药物

药品	用法、用量	特点
糖皮质激素	初始阶段推荐使用低剂量的糖皮质激素。常用的糖皮质激素用法举例：醋酸泼尼松龙10～40mg；复方倍他米松1～2mL；曲安奈德10～40mg	可在短期内显著缓解疼痛和改善功能，持续时间最长可达12周。但反复多次应用激素会对关节软骨产生不良的影响，建议关节腔注射每年不超过2～3次，注射间隔不短于3～6个月
透明质酸	1次2mL，1周1次。4～5周为1个疗程	肩关节腔注射与皮质类固醇有相似的效果

注：处方药请依医嘱使用。

不论是保守治疗还是手术治疗，居家功能锻炼及出院后的术后康复训练对于恢复正常的肩关节功能都至关重要。在病情允许的条件下，亦可进行传统功法的锻炼，比如太极拳、八段锦、易筋经、五禽戏等。药师提示，因个体差异的不同，切不可盲目进行锻炼，锻炼以引起轻微的疼痛为度，避免引起剧烈的疼痛，以免给身体带来更大的伤害。

小寒节气养生药膳

小寒节气正处于三九天，是一年中天气最冷的时候，从饮食养生的角度来说，要特别注意在日常的饮食中多食用一些温热的食物以补益身体，防御寒冷的天气对人体的侵袭。常用的补药有人参、黄芪、阿胶、冬虫夏草、首乌、枸杞、当归等；食补要根据阴阳气血的偏盛、偏衰，结合食物之性来选择羊肉、猪肉、鸡肉、鳝鱼、甲鱼、鲅鱼和海虾等，其他的食物有核桃仁、大枣、龙眼肉、芝麻、山药等。以上的食物均有补脾胃、温肾阳、健脾化痰、止咳补肺的功效。当然，体质偏热、偏实、易上火者，应注意缓补、少食。

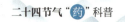

养生汤——龙眼鸡蛋汤

原料： 龙眼肉 50g，鸡蛋 1～2 个。

制作： 先将龙眼肉洗干净，用清水煎煮，约 15 分钟后打入鸡蛋搅匀，蛋熟后饮汤、食龙眼肉。

功效： 养血调经。

适应人群： 平和质、阳虚质、气虚质。

养生汤——山药羊肉汤

原料： 羊肉 500g，淮山药 150g，胡椒 6g，生姜、葱白、料酒、精盐各适量。

制作： 将羊肉剔去筋膜，洗净后略划几刀，放入沸水锅内去除血水，将生姜、葱白洗净切碎，将胡椒研粉备用。将淮山药用水润透后切成片，与羊肉共置锅内，加入适量的清水，投入生姜、葱白、胡椒、料酒，先用武火烧开，后改文火炖至烂熟。将羊肉捞出晾凉，切成片后放入原汤中，加入少许的精盐调味即成。

功效： 温补脾肾。

适应人群： 平和质、阳虚质、气虚质。

养生茶——小寒养生茶

原料： 桑葚、红枣、地黄、刺五加。

制作： 将红枣去核，与桑椹、地黄、刺五加一同煎煮，去渣饮用汤汁。

功效： 益气养阴。

适应人群： 平和质、阴虚质、气虚质、瘀血质。

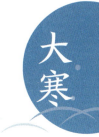

大寒迎新，除尘布新
——打扫以后咳咳咳，小心肺部真菌感染

> 大寒，十二月中。寒气之逆极，故谓大寒。
>
> ——《月令七十二候集解》

北风利如剑，布絮不蔽身。

唯烧蒿棘火，愁坐夜待晨。

乃知大寒岁，农者尤苦辛。

——唐·白居易《村居苦寒（节选）》

"大寒大寒，家家刷墙，刷去不祥。"相信很多人会在这几天进行大扫除，但经常有这样的新闻冲上热搜："打扫以后咳，一查竟是……""一次打扫，高烧不退，差点要了他的命"。有一种病原体，悄悄地埋伏在角落里、裹挟在灰尘中，趁着大家扫除尘的时候出来作祟，这就是真菌。

❶ 真菌是什么？家中扫尘为何会引起咳嗽？

真菌是独立于动物和植物而自成一界的存在，广泛分布于自然界中。真菌喜欢温暖潮湿的环境，家中相对潮湿的卫生间、洗衣机、鞋子，许久未处理的衣物、家具等是其喜欢藏身的地方；它们也可以寄生于人体的口腔、上呼吸道、胃肠道或阴道等处。

针对大扫除后的咳嗽，有的人可能只是因为吸入尘螨而引起的过敏，但如果还伴随着发热、咳痰、痰中带血丝、气促等不适，就要引起注意了，有可能存在肺部真菌感染。引起肺部真菌感染的多为念珠菌、曲霉、毛霉、毛孢子菌等。

② 哪些人容易发生肺部真菌感染?

免疫力正常的人通常不会发生肺部真菌感染,即使少量接触,也不会产生不良的后果。做好防护,我们还是可以开心地除尘布新。但如果短期内毫无防护地接触,尤其是吸入大量的真菌,这些真菌还是很容易进入体内,从而演变成肺真菌病等深部真菌疾病。

而一些免疫功能受损的人群,如长期使用广谱抗生素、激素、免疫抑制剂的人群,或者有放化疗史的肿瘤患者,或有肺结核、慢阻肺等肺部基础疾病的患者,则相对容易发生肺部真菌感染。这部分人群在打扫时,更加建议做好戴口罩、手套等防护。

③ 有哪些抗真菌药物?

肺部真菌感染的诊断及治疗的专业性较强,病原体不同,治疗用药也有差异。如果出现咳嗽、咳痰,甚至咯血,以及伴随发热等情况,请及时就诊呼吸科或感染病科,请专科医生进行判断,明确病原菌后对症用药。常用的抗真菌药物包括三唑类(氟康唑、伏立康唑、伊曲康唑、泊沙康唑、艾沙康唑)、棘白菌素类(卡泊芬净、米卡芬净、阿尼芬净)、多烯类(两性霉素B)和氟胞嘧啶类(氟胞嘧啶),需根据病原体的类别进行个体化的治疗。

肺部真菌感染的治疗时间通常较长,短则两三周,长则一年,甚至几年,规范、有效、足疗程的治疗有助于疾病康复,切勿自行用药或自行停药。

打扫
小贴士

1.在打扫卫生的时候，尤其是积尘较多的地方，建议使用湿布来擦拭，减少灰尘飞扬；戴口罩和手套，做好防护措施；清扫后及时洗手或清理衣物。家中要经常通风，定期对衣物、被褥进行晾晒。

2.增强自身的免疫力，保持合理的膳食，适当运动，有糖尿病等的人群注意控制好基础疾病。

3.不恰当地使用抗生素可能会导致人体内微生物环境的改变，严重者可继发真菌感染。因此，请减少不必要的抗生素使用，应在专业人员的指导下合理使用。

大寒节气养生药膳

大寒时应遵守保阴潜阳的饮食原则。饮食宜减咸增苦以养心气，使肾气坚固，切忌黏硬、生冷的食物，宜热食，防止损害脾胃阳气，但燥热之物不可过食。食物的味道可适当浓一些，要有一定量的脂类，保持一定的热量。此外，还应多食用黄绿色的蔬菜，如胡萝卜、油菜、菠菜等。另外，由于大寒适逢春节，一般家庭都会准备丰富的过节食物。此时，要注意避免饥饱失调，同时可以多吃具有健脾消滞功效的食物，如淮山药、山楂、柚子等，也可多喝小米粥、健脾祛湿粥等进行调理。

养生粥——猪肝粥

原料：猪肝 100～150g，粳米 100g，细葱 3 根，生姜 3 片，食盐适量。

制作：将猪肝洗干净，切成小块，与粳米一同放入砂锅，加水700mL 左右，用文火熬煮。将细葱、生姜切碎，待猪肝熟透、粥稠将熟时，加入葱、姜、食盐，搅匀稍煮片刻即可。

功效：补血，益肝，明目。

适应人群：平和质、阴虚质、气虚质、气郁质。

养生菜——米枣红烧猪蹄

原料：猪蹄 1000g，花生米（带红皮）100g，大枣 10 枚，料酒、酱油、白砂糖、小茴香、花椒、生姜、细葱、菜油、味精、精盐各适量。

制作：将花生米、大枣洗净，清水浸泡约半小时；将生姜、细葱、茴香洗干净，将生姜、细葱切碎备用。将猪蹄去毛，刮洗干净，煮至四成熟时捞出，用酱油拌匀。将炒锅置于火上，放入菜油烧至七八成熟时，下入猪蹄炸至金黄色捞出，放入砂锅内，注入适量的清水，加入花生米、大枣、料酒、花椒、茴香、姜、葱。煮沸后改用文火慢炖至猪蹄烂熟，调入白糖、味精、精盐即成。

功效：补血，安神，增乳。

适应人群：平和质、阴虚质、气虚质。

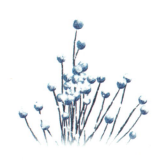

参考文献

[1] 《中国老年骨质疏松症诊疗指南2023》工作组，中国老年学和老年医学学会骨质疏松分会，中国医疗保健国际交流促进会骨质疏松病学分会，等.中国老年骨质疏松症诊疗指南（2023）[J].中华骨与关节外科杂志，2023，16（10）：865-885.

[2] 成人流行性感冒抗病毒治疗共识专家组.成人流行性感冒抗病毒治疗专家共识[J].中华传染病杂志，2022，40（11）：641-655.

[3] 冻结肩诊疗的多学科合作中国专家共识编写专家组，程志祥，段宝霖，等.冻结肩诊疗的多学科合作中国专家共识（2023版）[J].中华疼痛学杂志，2023，19（5）：727-737.

[4] 顾瑜蓉，李华斌.《中国变应性鼻炎诊断和治疗指南（2022年，修订版）》解读[J].中国眼耳鼻喉科杂志，2022，22（2）：209-211.

[5] 关于印发流行性感冒诊疗方案（2025年版）的通知.[2025-02-02].
https://www.gov.cn/zhengce/zhengceku/202501/content_7000939.htm.

[6] 国家皮肤与免疫疾病临床医学研究中心（北京协和医院），中国医师协会风湿免疫专科医师分会，中国康复医学会风湿免疫病康复专业委员会，等.2024中国类风湿关节炎诊疗指南[J].中华内科杂志，2024，63（11）：1059-1077.

[7] 缪晓辉，冉陆，张文宏，等.成人急性感染性腹泻诊疗专家共识[J].中华消化杂志，2013，33（12）：793-802.

[8] 全军热射病防治专家组，中国老年保健协会急诊医学专业委员会，海

南省医学会急诊医学分会，等.热射病院前急救专家共识（2024）[J].中华危重病急救医学，2025，37（1）：1-8.

[9] 人腺病毒呼吸道感染预防控制技术指南编写审定专家组.人腺病毒呼吸道感染预防控制技术指南（2019 年版）[J].中华预防医学杂志，2019，53（11）：1088-1093.

[10] 妊娠期和哺乳期用药[M].北京：人民卫生出版社，2008.

[11] 王建平，蔡田恬.家庭用药安全指南[M].杭州：浙江教育出版社，2019.

[12] 徐光勋，张胜男，姚卫海.中暑中医诊疗专家共识意见[J].北京中医药，2022，41（8）：862-864.

[13] 中国神经病理性疼痛诊疗指南制订专家组，中国老年保健协会疼痛病学分会，程志祥，等.中国神经病理性疼痛诊疗指南（2024 版）[J].中华疼痛学杂志，2024，20（4）：484-508.

[14] 中国医师协会急诊医师分会，中华医学会急诊医学分会，中国人民解放军急救医学专业委员会，等.中国成人流行性感冒诊疗规范急诊专家共识[J].中国急救医学，2019，39（10）：915-928.

[15] 中国医药教育协会烧伤专业委员会.冻伤早期的临床诊疗全国专家共识[J].中华损伤与修复杂志（电子版），2022，17（1）：1-6.

[16] 中国中西医结合学会大肠肛门病专业委员会.中国痔病诊疗指南（2020）[J].结直肠肛门外科，2020，26（5）：519-533.

[17] 中华人民共和国国家卫生健康委员会国家中医药管理局.儿童腺病毒肺炎诊疗规范（2019 年版）[J].中华临床感染病杂志，2019（3）：161-166.

[18] 中华医学会，中华医学会临床药学分会，中华医学会杂志社，等.痛风基层合理用药指南[J].中华全科医师杂志，2021，20（6）：631-638.

[19] 中华医学会骨质疏松和骨矿盐疾病分会.原发性骨质疏松症诊疗指南（2022）[J].中国全科医学，2023，26（14）：1671-1691.

[20] 中华医学会呼吸病学分会. 支气管哮喘防治指南（2024 年版）[J]. 中华结核和呼吸杂志，2025，48（3）：208-248.

[21] 中华医学会呼吸病学分会感染学组，中华结核和呼吸杂志编辑委员会. 肺真菌病诊断和治疗专家共识[J]. 中华结核和呼吸杂志，2007，30（11）：821-834.

[22] 中华医学会呼吸病学分会慢性阻塞性肺疾病学组，中国医师协会呼吸医师分会慢性阻塞性肺疾病工作委员会. 慢性阻塞性肺疾病诊治指南（2021 年修订版）[J]. 中华结核和呼吸杂志，2021，44（3）：170-205.

[23] 中华医学会皮肤性病学分会荨麻疹研究中心. 中国荨麻疹诊疗指南（2022 版）[J]. 中华皮肤科杂志，2022，55（12）：1041-1049

[24] 中华医学会神经病学分会，中华医学会神经病学分会脑血管病学组. 中国急性缺血性卒中诊治指南 2023[J]. 中华神经科杂志，2024，57（6）：523-559.

[25] 中华医学会神经病学分会，中华医学会神经病学分会脑血管病学组. 中国重症卒中管理指南 2024[J]. 中华神经科杂志，2024，57（7）：698-714.

[26] 中华医学会心血管病学分会，中国康复医学会心脏预防与康复专业委员会，中国老年学和老年医学会心脏专业委员会，等. 中国心血管病一级预防指南[J]. 中华心血管病杂志，2020，48（12）：1000-1038.

[27] 中华医学会心血管病学分会，中国老年学学会心脑血管病专业委员会. 华法林抗凝治疗的中国专家共识[J]. 中华内科杂志，2013，52（1）：76-82.

[28] 中华医学会行为医学分会，中华医学会行为医学分会认知应对治疗学组. 抑郁症治疗与管理的专家推荐意见（2022 年）[J]. 中华行为医学与脑科学杂志，2023，32（3）：193-202.

[29] BUSHNELL C，KERNAN W N，SHARRIEF A Z，et al. Guideline for the primary prevention of stroke：a guideline from the American heart

association/American stroke association[J]. Stroke, 2024, 55（12）: e344-e424.

[30] COLLEEN R K, MONIKA F, JESSICA R A, et al. ACG clinical guideline: diagnosis, treatment, and prevention of acute diarrheal infections in adults[J]. The American Journal of Gastroenterology, 2016, 111（5）: 602-622.

[31] Depression in adults: treatment and management. London: National Institute for Health and Care Excellence（NICE）, 2022 Jun 29. PMID: 35977056.

[32] EIFLING K P, GAUDIO F G, DUMKE C, et al. Wilderness medical society clinical practice guidelines for the prevention and treatment of heat illness: 2024 update[J]. Wilderness Environ Med, 2024, 35（1_suppl）: 112S-127S.

[33] FRAENKEL L, BATHON J M, ENGLAND B R, et al. 2021 American college of rheumatology guideline for the treatment of rheumatoid arthritis[J]. Arthritis Care Res（Hoboken）, 2021, 73（7）: 924-939.

[34] NEILSON J, BONNON A, DICKSON A, et al. Gout: diagnosis and management-summary of NICE guidance[J]. BMJ, 2022, 30（378）: 1754.

[35] RAJVANSHI N, KUMAR P, GOYAL J P. Global initiative for asthma guidelines 2024: an update[J]. Indian Pediatr, 2024, 61（8）: 781-786.

[36] SUMITANI M, SAKAI T, MATSUDA Y, et al. Executive summary of the clinical guidelines of pharmacotherapy for neuropathic pain: second edition by the japanese society of pain clinicians[J]. J Anesth, 2018, 32（3）: 463-478.

[37] VAN TOL RR, KLEIJNEN J, WATSON A J M, et al. European society of coloproctology: guideline for haemorrhoidal disease[J]. Colorectal Dis, 2020, 22（6）: 650-662.

[38] XIONG Y, LIU Y, ZHOU J, et al. Clinical practice guidelines for topical NSAIDs in the treatment of sports injuries[J]. J Evid Based Med, 2025, 18（1）: e12661.